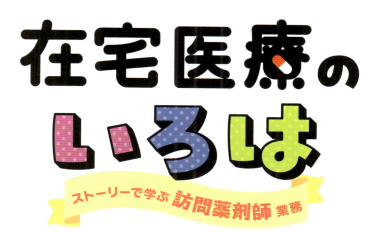

在宅医療のいろは

ストーリーで学ぶ 訪問薬剤師 業務

タイガープライム株式会社
丸一泰雅（タイガー薬剤師）
著

南山堂

はじめに

　この本を手に取ってくださり，心より感謝申し上げます．私は薬局薬剤師として10年以上在宅医療にかかわってきました．その過程において実習生の指導，採用，新人教育にも携わりました．現場での知識習得は必要ですが，状況はその都度異なるためまんべんなく学ぶことが難しく，座学は制度を淡々と説明するのでは，なかなか自分事としてとらえることが難しいということが難点でした．そこで理想的な症例をテーマとして研修に組み込むことを考案しました．それにより研修を受ける薬剤師たちの習熟度が上がったことを実感しました．この研修の内容の一つをまとめたのが本書になります．

　新人薬剤師である主人公のいろはが成長していく中で，在宅医療をはじめるにあたって必要な知識，考え方，さらには実際の対応方法について理解を深めていただくことが本書の主な目的です．今回は在宅医療をこれから始める薬局・薬剤師向けに執筆しました．薬局提案型の在宅医療をテーマとして各場面で必要な手続きであったり，知っておくべき知識を詳細に解説しています．

　この本が，皆様の在宅医療に対する理解を深める一助となれば幸いです．

　2025年2月

丸一 泰雅（タイガー薬剤師）

登場人物紹介

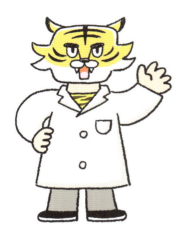

タイガー薬剤師

虎のマスクを被った30代薬剤師．SNSで在宅医療について発信中．生粋のアウトドア愛好家で，毎月家族とキャンプに行く．

石川 いろは

24歳の新人薬剤師．在宅医療に憧れてアウトドア薬局に就職した．素直な性格だが，少し引っ込み思案な一面も．

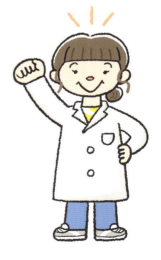

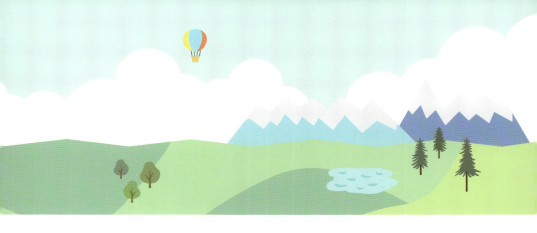

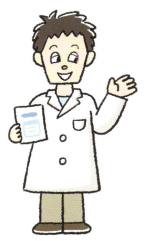

YU薬剤師

広域の在宅医療を担当しており,緩和ケア領域が得意な30代薬剤師.

～物語の舞台～

アウトドア薬局

人口2.5万人の町に位置する,地域密着型の面薬局.タイガー薬剤師が1年前に開設した薬局であり,在宅医療に力を入れている.

Contents

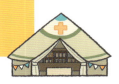

🔥 序　章

Prologue いろは，在宅医療に挑戦する ………………………………… 2
　　1 在宅医療 ………………………………………………………………… 4

第1章　在宅医療の始め方

Part 1 いろは，初めての在宅介入 ………………………………… 12
　　1 薬局で在宅訪問開始となる4パターン …………………………… 26
　　2 在宅医療の対象患者 ………………………………………………… 30
　　3 契約書と重要事項説明書 …………………………………………… 34
　　4 薬の管理方法 ………………………………………………………… 48
　　　章末問題 ……………………………………………………………… 53
　　　　Break Time　第1章のふりかえり ………………………………… 54

第2章　訪問準備

Part 2 いろは，訪問準備に挑む …………………………………… 56
　　1 訪問指示 ……………………………………………………………… 65
　　2 介護保険制度 ………………………………………………………… 69
　　3 在宅移行初期管理料 ………………………………………………… 74
　　4 薬学的管理指導計画（計画書）……………………………………… 79
　　　章末問題 ……………………………………………………………… 83
　　　　Break Time　第2章のふりかえり ………………………………… 84

vi

第3章 訪問開始・指導料算定

Part 3 いろは，訪問指導を行う ································ 86

1 サービス担当者会議 ································ 108

2 在宅患者訪問薬剤管理指導料 / 居宅療養管理指導費 ······· 112

3 在宅患者緊急訪問薬剤管理指導料 ································ 115

4 在宅患者重複投薬・相互作用等防止管理料 ··············· 119

5 薬歴と報告書 ································ 124

章末問題 ································ 130

Break Time 第3章のふりかえり ································ 131

第4章 単一建物居住者人数の算定ルール

Part 4 いろは，2人の介護と施設対応に挑む ························ 134

1 施設・サービスの種類と訪問指導料の算定 ··············· 145

2 単一建物居住者の考え方 ································ 153

章末問題 ································ 158

Break Time 第4章のふりかえり ································ 159

終 章

Epilogue いろは，挑戦の先を見据える ························ 162

巻末資料 ································ 166

章末問題 解答＆解説 ································ 175

あとがき ································ 178

索 引 ································ 180

本書は，令和6年度調剤報酬改定の内容に基づいて執筆されています．

vii

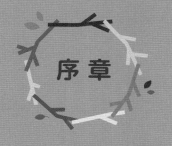

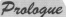

いろは，在宅医療に挑戦する

「じゃあ，やってみよう！」

「は，はい……．やってみます……」

タイガーさんに笑顔で指示されるのは，もうお馴染みのパターンだ．私は少し緊張しながら，今日も服薬指導へ向かう．

私は石川いろは，24歳の新人薬剤師だ．今年，大学の薬学部を卒業してアウトドア薬局に就職した．大学での実習で初めて在宅医療に触れ，その奥深さに強く惹かれた．患者の家や施設を訪問し，個々の生活に合わせた医療を提供する在宅医療．調べていくうちに，これからの薬局にとって在宅医療が重要な役割を担うことがわかり，私もその分野で働きたいと思うようになった．

就職先を探しているときにX（旧Twitter）を見ていると，ふと「タイガー薬剤師」というアカウントが目に留まった．在宅医療に関する投稿が多く，見ているだけでその世界の魅力が伝わってきた．ちょうどアウトドア薬局で新卒薬剤師の募集をしていると知り，しかもその薬局は実家の隣町にあったのだ．まるで運命のように感じ，思い切って応募したところ，なんと採用された．

アウトドア薬局はタイガー薬剤師こと丸一泰雅さんが1年前に開設した薬局だ．近隣に医療機関はなく，地域に密着したいわゆる面薬局であり，もちろん在宅医療にも力を入れている．薬局のスタッフは，管理薬剤師であるタイガーさんの他に，増山ゆう（通称：YU）さんという30代の男性薬剤師もいる．

タイガーさんは，主に来局される患者さんの対応や近隣エリアの在宅医療を担当している．私は日々，タイガーさんから多くのことを教わっている．タイガーさんの口癖は「やってみよう」だ．私が少しでも戸惑っていると，すぐにその言葉を投げかけてくる．時にはまだ理解しきれていないことでも，まず経験させてくれる．今日も初めての患者さんに対する服薬指導を任されたばかりだ．

一方のYUさんは広域エリアの在宅医療を担当しており，薬局にいることは少ない．緩和ケア領域が得意なので，医療用麻薬の処方が出ると目を輝かせて仕事に向かっていく．私もときどき，YUさんに在宅訪問に連れて行ってもらい，その移動中に多くのことを教わっている．優しくて話しやすい人だ．

私はここ，アワトドア薬局で，在宅医療の現場を通して日々学び，成長していく．そして，少しずつ自信をつけながら，地域医療の一翼を担う薬剤師としての道を歩んでいくのだ．

1 在宅医療

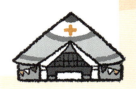

　在宅医療とは，自力での通院が困難な方や，自宅など住み慣れた環境で医療を受けたい方のために，医師などが自宅などを訪問し，看取りまでを含めた医療を提供するものです．病院ではなく「医療を受ける者の生活する場所」で行われる医療の形態です．また，医師だけでなく，訪問看護師，ケアマネジャー（介護支援専門員），ヘルパー，リハビリ職など，多職種がチームを組んで療養を支えます．在宅医療は高齢者だけではなく，がんのターミナルケアや難病，障害者や障害児など，年齢や性別，疾病を問わず，医療サービスを必要とする人々を対象とし，生活に沿った長期医療を提供することが目的です．つまり，在宅医療とは，「外来医療」，「入院医療」に次ぐ第3の医療と位置付けられています．

　在宅医療では，医療関係者の連携が不可欠で，薬剤師も重要な役割を担います．薬剤師は在宅医療を受ける患者に対し，最適で安全な薬物療法を提供するため，居宅を訪問し，薬剤の提供や服薬指導，薬剤管理を行います．薬剤師は薬物療法の専門家として，患者が適切に薬を使用できるようサポートし，医療チームの一員として重要な役割を果たします．

　在宅医療はこれからの薬局に求められる重要な役割です．まだ在宅医療に取り組んでいない薬局も焦る必要はありません．今こそが新たな第一歩を踏み出す絶好のタイミングです．

　表1に，在宅患者訪問薬剤管理指導と，在宅薬学総合体制加算の各都道府県における2024年9月時点での届出状況をまとめました．薬局の90％以上が在宅患者訪問薬剤管理指導の届出を行っています．しかし，これはあくまで在宅医療を行うための届出であり，スタートラインです．実績要件が必要な在宅薬学総合体制加算（**表2**，**図1**）については，薬局全体の44.4％に留まっています．すなわち，まだ半数の薬局においては，年間24回以上

1 在宅医療

表1 在宅患者訪問薬剤管理指導，在宅薬学総合体制加算の各都道府県の届出状況

都道府県名	全薬局数	在 薬	在薬総1	在薬総2	在薬総 合計
北海道	2,278	2,051 (90.0%)	867 (38.1%)	210 (9.2%)	1,077 (47.3%)
青森県	613	575 (93.8%)	133 (21.7%)	33 (5.4%)	166 (27.1%)
岩手県	620	541 (87.3%)	174 (28.1%)	27 (4.4%)	201 (32.4%)
宮城県	1,186	974 (82.1%)	334 (28.2%)	83 (7.0%)	417 (35.2%)
秋田県	515	464 (90.1%)	144 (28.0%)	19 (3.7%)	163 (31.7%)
山形県	607	558 (91.9%)	143 (23.6%)	34 (5.6%)	177 (29.2%)
福島県	894	838 (93.7%)	256 (28.6%)	51 (5.7%)	307 (34.3%)
茨城県	1,346	1,245 (92.5%)	433 (32.2%)	139 (10.3%)	572 (42.5%)
栃木県	930	819 (88.1%)	319 (34.3%)	44 (4.7%)	363 (39.0%)
群馬県	982	875 (89.1%)	267 (27.2%)	57 (5.8%)	324 (33.0%)
埼玉県	3,184	2,836 (89.1%)	1,165 (36.6%)	218 (6.8%)	1,383 (43.4%)
千葉県	2,643	2,334 (88.3%)	877 (33.2%)	240 (9.1%)	1,117 (42.3%)
東京都	7,000	6,212 (88.7%)	2,864 (40.9%)	464 (6.6%)	3,328 (47.5%)
神奈川県	4,139	3,698 (89.3%)	1,634 (39.5%)	336 (8.1%)	1,970 (47.6%)
新潟県	1,144	1,090 (95.3%)	444 (38.8%)	59 (5.2%)	503 (44.0%)
富山県	520	510 (98.1%)	196 (37.7%)	34 (6.5%)	230 (44.2%)
石川県	563	557 (98.9%)	212 (37.7%)	41 (7.3%)	253 (44.9%)
福井県	326	307 (94.2%)	101 (31.0%)	25 (7.7%)	126 (38.7%)
山梨県	463	388 (83.8%)	127 (27.4%)	7 (1.5%)	134 (28.9%)
長野県	998	970 (97.2%)	389 (39.0%)	40 (4.0%)	429 (43.0%)
岐阜県	1,028	997 (97.0%)	342 (33.3%)	75 (7.3%)	417 (40.6%)
静岡県	1,884	1,799 (95.5%)	694 (36.8%)	102 (5.4%)	796 (42.3%)
愛知県	3,597	3,494 (97.1%)	1,400 (38.9%)	250 (7.0%)	1,650 (45.9%)
三重県	863	837 (97.0%)	347 (40.2%)	53 (6.1%)	400 (46.3%)
滋賀県	669	650 (97.2%)	285 (42.6%)	40 (6.0%)	325 (48.6%)
京都府	1,152	1,112 (96.5%)	504 (43.8%)	74 (6.4%)	578 (50.2%)
大阪府	4,614	4,388 (95.1%)	2,324 (50.4%)	268 (5.8%)	2,592 (56.2%)
兵庫県	2,754	2,590 (94.0%)	1,307 (47.5%)	189 (6.9%)	1,496 (54.3%)
奈良県	564	542 (96.1%)	269 (47.8%)	44 (7.8%)	313 (55.5%)
和歌山県	464	443 (95.5%)	168 (36.2%)	40 (8.6%)	208 (44.8%)
鳥取県	274	260 (94.9%)	95 (34.7%)	26 (9.5%)	121 (44.2%)
島根県	337	324 (96.1%)	124 (36.8%)	15 (4.5%)	139 (41.2%)
岡山県	819	795 (97.1%)	320 (39.1%)	67 (8.2%)	387 (47.3%)
広島県	1,519	1,423 (93.7%)	531 (35.0%)	96 (6.3%)	627 (41.3%)
山口県	758	734 (96.8%)	279 (36.8%)	25 (3.3%)	304 (40.1%)
徳島県	379	359 (94.7%)	164 (43.3%)	16 (4.2%)	180 (47.5%)
香川県	518	506 (97.7%)	233 (45.0%)	28 (5.4%)	261 (50.4%)
愛媛県	620	605 (97.6%)	240 (38.7%)	52 (8.4%)	292 (47.1%)
高知県	391	367 (93.9%)	169 (43.2%)	19 (4.9%)	188 (48.1%)
福岡県	2,908	2,606 (89.6%)	991 (34.1%)	234 (8.0%)	1,225 (42.1%)
佐賀県	502	445 (88.6%)	183 (36.5%)	35 (7.0%)	218 (43.4%)
長崎県	708	683 (96.5%)	225 (31.8%)	32 (4.5%)	257 (36.3%)
熊本県	879	760 (86.5%)	274 (31.2%)	35 (4.0%)	309 (35.2%)
大分県	565	541 (95.8%)	177 (31.3%)	31 (5.5%)	208 (36.8%)
宮崎県	580	487 (84.0%)	158 (27.2%)	20 (3.4%)	178 (30.7%)
鹿児島県	861	810 (94.1%)	325 (37.7%)	35 (4.1%)	360 (41.8%)
沖縄県	557	432 (77.6%)	109 (19.6%)	28 (5.0%)	137 (24.6%)
合 計	61,715	56,831 (92.1%)	23,316 (37.8%)	4,090 (6.6%)	27,406 (44.4%)

在薬：在宅患者訪問薬剤管理指導料，在薬総：在宅薬学総合体制加算

序　章

表2　在宅薬学総合体制加算

概要（調剤報酬点数表）

区分00　調剤基本料（処方箋の受付1回につき）

注12　別に厚生労働大臣が定める施設基準に適合しているものとして地方厚生局長等に届け出た保険薬局（注2に規定する別に厚生労働大臣が定める保険薬局を除く．）において，厚生労働大臣が定める患者に対する調剤を行った場合に，当該基準に係る区分に従い，次に掲げる点数（特別調剤基本料Aを算定する保険薬局において調剤した場合には，それぞれの点数の100分の10に相当する点数）を所定点数に加算する．

　　イ　在宅薬学総合体制加算1　15点
　　ロ　在宅薬学総合体制加算2　50点

（厚生労働省：診療報酬の算定方法の一部を改正する告示【令和6年厚生労働省告示第57号】，別表第三　調剤報酬点数表．〈https://www.mhlw.go.jp/content/12404000/001218733.pdf〉より）

補足（調剤報酬点数表に関する事項）

区分00　調剤基本料

9　在宅薬学総合体制加算

(1) 在宅薬学総合体制加算は，在宅患者に対する薬学的管理及び指導を行うにつき必要な体制を評価するものであり，在宅患者訪問薬剤管理指導料，在宅患者緊急訪問薬剤管理指導料若しくは在宅患者緊急時等共同指導料又は介護保険における居宅療養管理指導費若しくは介護予防居宅療養管理指導費を算定する患者等が提出する処方箋を受け付けて調剤を行った場合に算定できる．ただし，「15」在宅患者訪問薬剤管理指導料の1(4)において規定する在宅協力薬局が処方箋を受け付けて，訪問薬剤管理指導又は居宅療養管理指導を行った場合は，当該加算を届け出ている在宅協力薬局に限り，当該加算を算定できる．

(2) 在宅薬学総合体制加算は，特別調剤基本料Aを算定している保険薬局においては，所定点数を100分の10にし，小数点以下第一位を四捨五入した点数を算定する．

(3) 在宅薬学総合体制加算は，特別調剤基本料Bを算定している保険薬局は算定できない．

（厚生労働省：診療報酬の算定方法の一部改正に伴う実施上の留意事項について（通知）【令和6年3月5日保医発0305第4号】，別添3　調剤報酬点数表に関する事項．〈https://www.mhlw.go.jp/content/12404000/001293314.pdf〉より）

1 在宅医療

1 の施設基準
・在宅患者訪問薬剤管理指導の届出
・直近の在宅訪問算定実績 24 回以上 　（単一建物人数については記載なし）
・開局時間外でも緊急時の対応可能
・緊急対応できる旨の周知
・在宅医療に関する研修計画と実施
・医療材料，衛生材料の供給体制
・麻薬小売業者免許

2 の施設基準
・次の**ア又はイ**を満たす
ア）① ～② をすべて満たす
① 医療用麻薬の備蓄 6 品目以上 　　　（注射剤 1 品目以上を含む）
② 無菌調剤設備を備えていること
イ）在宅の乳幼児加算，小児特定加算の 　　　実績が 6 回／年以上
・2 名以上の保険薬剤師が在籍，開局時 　間は常時調剤可能な体制
・かかりつけの実績 24 回／年以上
・高度管理医療機器販売業の届出
・1 の施設基準を満たすこと

図 1　在宅薬学総合体制加算の施設基準

の在宅薬学管理の算定実績を満たせていないと考えられます．さらに，高度な在宅医療の指標となる，在宅薬学総合体制加算 2 の届出についてはわずか 6.6％です．つまり，まだまだ成長と挑戦の余地が大きいのです．

　一方で在宅患者の推移はどうなるかみてみましょう．**図 2** にあるように，多くの地域で在宅患者数は 2040 年度以降にピークを迎える見込みです．これからの薬局には，今以上に在宅医療への取り組みが求められます．だからこそ，これから始めるあなたの行動が，地域医療の未来を支える大きな力になるのです．今こそ，在宅医療の世界に飛び込み，薬局の新たな可能性を切り開きましょう．挑戦するあなたの姿勢が地域社会に貢献する一歩となります．

序　章

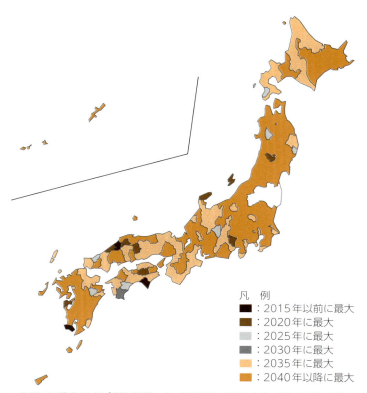

凡　例
■：2015年以前に最大
■：2020年に最大
■：2025年に最大
■：2030年に最大
■：2035年に最大
■：2040年以降に最大

＊患者調査（平成29年）「推計患者数，性・年齢階級×傷病小分類×施設の種類・入院ー外来の種別」，「推計外来患者数（患者所在地），施設の種類・外来の種別×性・年齢階級×都道府県別」，国立社会保障・人口問題研究所「日本の地域別将来推計人口（平成30（2018）年推計）」をもとに作成．
＊病院，一般診療所を対象に集計．
＊二次医療圏の患者数は，当該二次医療圏が属する都道府県の受療率が各医療圏に当てはまるものとして，将来の人口推計を用いて算出．
＊福島県は市区町村ごとの人口推計が行われていないため，福島県の二次医療圏を除く329の二次医療圏について集計．

図2　訪問診療を受ける患者数が最大となる年
（厚生労働省：第8次医療計画，地域医療構想等について，第7回　第8次医療計画等に関する検討会資料1．〈https://www.mhlw.go.jp/content/10800000/000911302.pdf〉より）

文 献

1) 厚生労働省：診療報酬の算定方法の一部を改正する告示【令和 6 年厚生労働省告示第 57 号】，別表第三　調剤報酬点数表.〈https://www.mhlw.go.jp/content/12404000/001218733.pdf〉（2025 年 1 月アクセス）
2) 厚生労働省：診療報酬の算定方法の一部改正に伴う実施上の留意事項について（通知）【令和 6 年 3 月 5 日保医発 0305 第 4 号】，別添 3　調剤報酬点数表に関する事項.〈https://www.mhlw.go.jp/content/´2404000/001293314.pdf〉（2025 年 1 月アクセス）
3) 厚生労働省：第 8 次医療計画，地域医療構想等について，第 7 回　第 8 次医療計画等に関する検討会資料 1.〈https://www.mhlw.go.jp/content/10800000/000911302.pdf〉（2025 年 1 月アクセス）

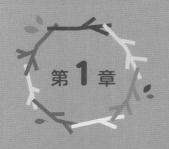

第1章

在宅医療の始め方

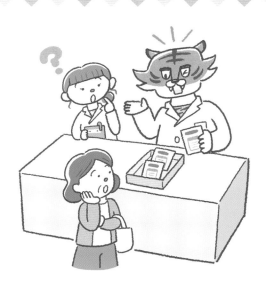

第1章では，外来として薬局を利用されていたトキさんが在宅医療へ移行することになりました．このパートでは，「薬局で在宅訪問開始となる4パターン」，「在宅医療の対象患者」，「契約書と重要事項説明書」，「薬の管理方法」について詳細に解説します．

いろは，初めての在宅介入

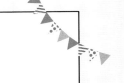

　6月1日水曜日，私は少しずつ仕事に慣れてきていた．薬の処方内容も理解してきたし，服薬指導も少しずつ自信を持って行えるようになり，日々の業務に追われながらも充実した毎日を送っていた．在宅医療についても，まだ1人では行っていないが，タイガーさんやYUさんに同行して学ぶ機会が増えてきている．

　お昼過ぎ，いつものように1枚の処方せんがFAXで届いた（図1-1）．処方せんは丸山トキという85歳の女性のものだった．私は処方せんを手に取りながら言った．
「あれ？ 初めて見る患者さんの名前だ」
「あぁ，トキさん，確か入院してたって言ってたなぁ．退院したのかな．すぐに来るみたいだから準備して待っていよう」
　トキさんはアウトドア薬局開設以来のかかりつけの患者であり，1ヵ月に1度

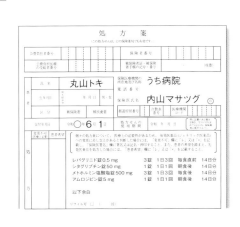

図1-1　6月1日の処方せん

Part 1　いろは，初めての在宅介入

来ていたが，3ヵ月ほど前から来ていなかったそうだ．処方内容は以前と変わっていなかったので，今まで通りに後発品で一包化などはせずにシートのまま準備した．

　ちょうど調剤が完了したころに1人の女性が薬局に入ってきた．80代には到底見えないが，どこかで目にしたことのある方だった．
「こんにちはー」
　女性は慣れた感じで入ってきた．それにタイガーさんも応える．
「マサコさん，こんにちは．今日はトキさん，一緒じゃないんですか？」

　中田マサコはトキさんの娘であり，彼女自身もアウトドア薬局を利用している．だから見たことがあったのだ．私はまだ患者さんの顔と名前が一致しないが，タイガーさんは関係性まで完璧に記憶している．あとで聞いた話だが，以前トキさんが入院したときも薬局に来て教えてくれていたようだ．
「お母さんは車で待っててもらっているわ．2ヵ月前に転んで骨折してずっと入院しててね．先週ようやく退院できたんだけど，足腰が弱くなってて1人で病院に行くのはふらついたり，また転んだりするかもしれないから，私が一緒に行くことにしたの」
「そうだったんですね．それは大変ですね．薬は変わっていなかったので，今までと同じように準備しておきました」

　タイガーさんがそう言って服薬指導を始めた．一通り薬の内容などについて説明したあとに確認した．
「そういえば，入院とか退院で薬が残ったりしていませんか？」
　タイガーさんが聞くとマサコさんは思い出したように言った．
「あ！そうそう．今日病院に連れて行くために迎えに行ったら，まだ退院のときにもらった薬がいくつか残ってたわ．確かちょうどしかもらってなかったはずなのに．お母さん，しっかりしているから自分の薬くらいちゃんと飲めていると思ってたけど，退院してからはちょっと忘れているような気がするのよね」
　薬を準備しているときに薬剤服用歴（薬歴）も見ていたが，確かに以前は薬はしっかり飲めていそうな感じで記載されていた．

13

第1章 在宅医療の始め方

「その残っている薬，今持ってきてないですよね？」

タイガーさんが聞いた.

「持ってきてないわ．あとで持ってきたらいい？」

「もしよかったら，私がトキさんの自宅に行きましょうか？ 残っている
ものを見るだけじゃなくて，お薬をどうやって管理しているか見せていただいて，
一緒に管理する方法も考えますよ．薬剤師が自宅に訪問できる制度もあるので，
それも説明しますね」

タイガーさんが提案するとマサコさんはうれしそうに答えた.

「それは助かるわ．自宅に薬を持ってきてもらえるのよね？ 病院にも一緒に行っ
て，2〜3時間待つんです．その後に薬局に来るのも，正直大変だなと思ってたの
よ．お母さん，タイガーさんにも会いたいだろうけど，車から降りるのも大変だっ
たから．家に来てもらえるとお母さんもタイガーさんに会えるから喜ぶと思うわ」

「では一度お家に伺って状況確認させてもらってもいいですか？ 後ほど行きます
ね．それを踏まえて今日の薬をどうするか考えましょう」

「えぇ，今日は夜まで私もお母さんの家にいる予定なので，いつでも来て大丈夫よ」

そう約束してマサコさんは帰り，タイガーさんは車で待っているトキさんにも
声をかけていた．私は一部始終を見ていて疑問に思ったことを薬局の中に戻って
きたタイガーさんに聞いた.

「在宅って**医師からの依頼から始まる**んじゃないんですか？ あと，**通院困難**っ
て要件があったと思うんですが，満たしてないんじゃないですか？」

「そうか，いろはさんは入社してから医師から依頼が来るところしか見ていな
かったね．薬局で在宅介入になるにはいくつかパターンがあるといわれているん
だ．**医師の指示型，薬局提案型，多職種提案型，退院カンファレンス
型の4パターン**だよ」

そう言いながら，タイガーさんは調剤室にあるホワイトボードに大きく図を描
いた（**図1-2**）.

「『医師の指示型』は，いろはさんが言うように医師が薬局に対して訪問の指示を
出すケースだね．医師の指示に基づいて患者さんの自宅を訪問して，同意を得て
開始になる．『薬局提案型』が今回のトキさんのようなケースだね．薬局に来てい

14

Part 1 いろは，初めての在宅介入

| 医師の指示型 | 薬局提案型 |
| 多職種提案型 | 退院カンファレンス型 |

図 1-2　在宅介入になる4パターン

る患者さんで，訪問の必要性を薬剤師が判断して介入するケースなんだ．『多職種提案型』は訪問看護師やケアマネジャーからの相談をきっかけに介入になるケースだよ．そして，最後の『退院カンファレンス型』は患者さんが退院する際に在宅介入が必要とされて，薬局に声がかかるっていうケースだね．じゃあ，この中で在宅医療に関する経験がない人が始めるにはどれがいいと思う？」

　急に質問されて私は反射的に答えた．

「えっと，私ならやっぱり医師の指示型だったり多職種提案型がいいなと思います」

「どうして？」

「在宅医療を経験していないから，何をしたらいいかわからないので，医師とかケアマネジャーから指示が出ていたらわかりやすくないですか？」

　タイガーさんが予想通りというようにニヤリと笑って言った．

「確かに医師の指示型や多職種提案型は簡単に思えるよね．じゃあどうやって医師からの依頼をもらう？　たまたま依頼が来るっていうこともあるけど，それ以外でね」

「それは……営業とかですかね．在宅医療を行っているクリニックに訪問して紹介してください，って」

　タイガーさんはにやりと笑いながら答えた．

「勇気あるねー！　クリニックが在宅医療にしっかり取り組んでいる他の薬局とも連携していたら？　あ，ちなみに在宅の経験のない薬局っていうことが前提なのを忘れないでね」

　そう言われて私は返事に困った．

15

第1章　在宅医療の始め方

「それは……『経験はないけど頑張ります！』って言うかな」

「強い意志を示すのはいいね！！ それは大事．ただそれだけだと，クリニックにはもちろんだけど，紹介する患者さんにとってのメリットはないよね．完全にこちらの薬局の事情だけになっちゃう」

「確かに自分たちのことしか考えられていないですね．そうなると，在宅の経験がないのに営業に行くって難しいですね．これから在宅を始めたい人はどうしたらいいんですか？」

「僕がお勧めするのは**薬局提案型**！ 意外かもしれないけどね」

　私は驚いて答えた．

「意外です！ あ，でも，今日のトキさんみたいな人が対象になると思うと，そんなに珍しいわけでもないような気がしますね」

「薬局提案型のメリットはたくさんあるよ．まず患者さんをよく知っているから信頼関係も築きやすいし，長く来ている方であれば治療経過もわかっている」

（確かにマサコさんはタイガーさんなら安心って喜んでたな）

　タイガーさんは続けた．

「次に**難しいケースは少ない**ということ．例えば他のパターンだと，終末期の患者さんや，麻薬を使用している患者さん，点滴が必要な患者さんだったりするよね」

「確かに，経験がない薬局にそんな依頼が来たら焦っちゃいますね」

「そうだね．営業に行ったとして，難しい依頼が来て断ってしまっては次はないかもしれないからね．一方で，薬局提案型であればある意味，自分たちの能力に見合った在宅医療を提供する患者さんを選ぶことができるんだ．あとは，**在宅医療を始める一連の流れを経験**できることも重要だよ」

「一連の流れですか？」

「そう，薬局で『あれ？ この人在宅介入したほうがいいんじゃないかな？』と疑問を持って，実際に自宅に行ってみる，医師の指示をもらう，ケアマネジャーや多職種に在宅介入することになったことを共有する．これからトキさんのことで体験することになるね」

「でもこれは経験のない人からするとデメリットな気もします……．在宅医療について知らないと何もできないし」

Part 1　いろは，初めての在宅介入

「そうとも考えられるよね．でも自分たちが知らないのに営業に行こうとするのも難しいんじゃないかな．**きちんと勉強してわからないことは調べて経験する**ことで自分の力になるんだよ．自分たちが何ができるのかわからずに営業に行くほうが矛盾しているよね」

「なるほど！　納得しました．在宅医療の経験が少ない場合は薬局提案型が確かにいいような気がします．私も服薬指導するときには，在宅での介入が必要かどうかも注意したいと思います」

「あとは通院困難についてだったね」

「そうです．トキさんは病院に通院しているから，これに該当しないですよね．つまり，在宅の対象にならないんじゃないですか？」

「通院困難が在宅医療の要件にあることを知っているんだね．すごいすごい．在宅患者訪問薬剤管理指導料でも，介護保険の居宅療養管理指導費でも，**『通院困難な患者』**であることが要件になっているよね」

　私は褒められて驚いたとともに少しうれしかった．タイガーさんは続けた．

「通院困難というのは通院不可ではないんだよ．これについては通知が出ているんだ．もちろん独歩，つまり自分で病院や薬局に歩いて来られるような方は対象外だけどね，トキさんみたいに家族が一緒に通院するのは問題ないと考えるよ」

　タイガーさんは書籍を取り出し，通院困難に関する通知文（**表 1-1，2**）を見せてくれながら説明を続けた．

「通院が容易である，つまり通院困難ではないと判断されるケースとして例示されているんだ．**『家族や介護者の介助なく，独歩で通院する者は認められない』**と」

「あー，**通院『不可』じゃなくて『困難』**なんですね．納得です！　それならトキさんは自分では通院できなくて，マサコさんと一緒に行くから通院困難となるってことですね」

　私が納得してあらためて通知文を読んでいると，ちょうど YU さんが帰ってきたので，タイガーさんが声をかけた．

「YU くんお疲れ様！　次出るまで少し時間あるよね？　いろはさんとトキさんの家に行ってくるから店番お願い！」

17

第1章　在宅医療の始め方

表1-1　薬剤師による在宅訪問の対象患者（医療保険）

区分15　在宅患者訪問薬剤管理指導料

1　在宅患者訪問薬剤管理指導料

(1) 在宅患者訪問薬剤管理指導料は，在宅での療養を行っている患者であって通院が困難なものに対して，あらかじめ名称，所在地，開設者の氏名及び在宅患者訪問薬剤管理指導(以下「訪問薬剤管理指導」という.) を行う旨を地方厚生(支) 局長に届け出た保険薬局の保険薬剤師が，医師の指示に基づき，薬学的管理指導計画を策定し，患家を訪問して，薬歴管理，服薬指導，服薬支援，薬剤服用状況，薬剤保管状況及び残薬の有無の確認等の薬学的管理指導を行い，当該指示を行った医師に対して訪問結果について必要な情報提供を文書で行った場合に，在宅患者訪問薬剤管理指導料1から3まで及び在宅患者オンライン薬剤管理指導料を合わせて月4回(末期の悪性腫瘍の患者，注射による麻薬の投与が必要な患者及び中心静脈栄養法の対象患者にあっては，週2回かつ月8回) に限り算定する.　在宅患者訪問薬剤管理指導料は，定期的に訪問して訪問薬剤管理指導を行った場合の評価であり，継続的な訪問薬剤管理指導の必要のない者や通院が可能な者に対して安易に算定してはならない.　例えば，少なくとも独歩で家族又は介助者等の助けを借りずに来局ができる者等は，来局が容易であると考えられるため，在宅患者訪問薬剤管理指導料は算定できない.

(厚生労働省：診療報酬の算定方法の一部改正に伴う実施上の留意事項について(通知)【令和6年3月5日保医発0305第4号】, 別添3　調剤報酬点数表に関する事項.〈https://www.mhlw.go.jp/content/12404000/001293314.pdf〉より)

表1-2　薬剤師による在宅訪問の対象患者（介護保険）

第2　居宅サービス単位表（訪問介護費から通所リハビリテーション費まで及び福祉用具貸与費に係る部分に限る.）に関する事項

6　居宅療養管理指導費

(1) 通院が困難な利用者について

居宅療養管理指導費は，在宅の利用者であって通院が困難なものに対して，定期的に訪問して指導等を行った場合の評価であり，継続的な指導等の必要のないものや通院が可能なものに対して安易に算定してはならない.　例えば，少なくとも独歩で家族・介助者等の助けを借りずに通院ができるものなどは，通院は容易であると考えられるため，居宅療養管理指導費は算定できない(やむを得ない事情がある場合を除く.).

(厚生省老人保健福祉局企画課長：指定居宅サービスに要する費用の額の算定に関する基準(訪問通所サービス，居宅療養管理指導及び福祉用具貸与に係る部分) 及び指定居宅介護支援に要する費用の額の算定に関する基準の制定に伴う実施上の留意事項について【平成12年3月1日老企第36号】より)

YUさんは答えた.
「お疲れ様です.トキさんってかかりつけの方でしたね.大丈夫ですよ.今日の訪問は一段落したので,行ってきてください」

「トキさん,こんにちはー.アウトドア薬局です!」
タイガーさんに玄関を開けて,大きな声で挨拶した.それに続けて私も,
「こんにちはー」
と控えめに言った.
「はーい.どうぞー」
奥から少しか細い声で返事があった.おそらくトキさんだろう.そしてマサコさんが玄関まで出迎えてくれた.
「タイガーくん,ありがとう! 散らかっているけど,あがってあがって」
「はい,お邪魔しまーす」
タイガーさんはさすが人の自宅に入ることに慣れているが,私はまだ少し抵抗がある.(そんなにお構いなく入っていくんだ……)と思うこともしばしば.

「トキさん,入院大変でしたね.でも退院できてよかったですね!」
「転んで入院していたなんて恥ずかしいわ.今日は来てくれて,ありがとうね」
トキさんは座ったまま笑顔で答えた.笑顔がかわいい小柄なおばあちゃんだ.優しそうな雰囲気が伝わってくる.
「トシロウさんはどうされているんでしたっけ?」
トシロウさんとはトキさんの夫で,もちろんアウトドア薬局をかかりつけにしている.
「お母さんが入院したときに1人じゃ心配で,お父さんも入院させてもらったのよ.お母さんも落ち着くまではそのまま入院しているわ」
マサコさんが答えた.
「そうなんですね.では,さっそくですが,生活とお薬の状況を見せてもらってもいいですか?」

第1章　在宅医療の始め方

　自宅は築50年は経っているであろう民家で，少し物は散乱しているが，きちんと掃除はされている印象だ．玄関から入って正面に和室の居間があり，普段はそこで過ごしているようだ．居間の隣にはキッチンとダイニングがあるが，居間の奥には寝室があり，介護用ベッドが置いてある．薬は寝室に置いてあるお菓子の缶に，薬袋のまま入れられていた．

「いろはさん，ちょっと残っている薬を確認しておいてくれる？」

　タイガーさんは薬を見つけると私に言った．私は不意を突かれて驚いた．

「は，はい．わかりました」

「トキさん，残っている薬は使えるものは使うようにしますね．これまでどうやって管理していました？」

「そうねぇ．この缶の中に入れておいて飲むときに1つずつ出して飲んでいるわ．でも飲むのを忘れることとか，飲んだか飲んでないかわからなくなることがあって，そのときは飲んでないです．それで余ってきたのかしら」

　私は残薬を確認しながら話を聞いていた．

「そうなんですね．飲み忘れや飲んだことがわからないことが気になるんですね」

「そうねぇ．何かいい方法ある？」

「まず薬をシートではなく**一包化**して，こんな袋に1回分ずつ入れてお渡しすることができるので，そうしたらどうでしょう？　内科と整形外科も一緒にまとめますよ」

　そう言いながらタイガーさんはカバンから「朝食後」とだけ記載された分包紙の空包を取り出して見せた．

「そうね，そうしてもらったほうがよさそうね」

「あとは飲んだかどうかわからなくなるということなので，日付を印字して，この**カレンダータイプ**（図1-3）も使ってみませんか？　箱型のタイプもありますが，カレンダータイプのほうが見やすくていいんじゃないかと思います」

　タイガーさんは持ってきていたお薬カレンダーをトキさんに見せると，トキさんは安心したように答えた．

「あら，そうね．これなら**飲んだか飲んでないか一目でわかる**から便利ね」

「あら，本当にわかりやすいわ！　こんな便利なものもあるのね」

　マサコさんもしばらく黙って話を聞いていたが，思わず声が出てしまったようだ．

Part 1　いろは，初めての在宅介入

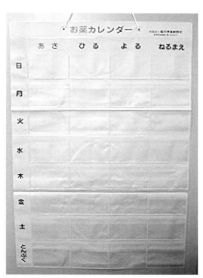

図 1-3　お薬カレンダー（一般社団法人福井県薬剤師会）

「場所はどこにしましょう？ 食事はどこでとっていますか？ 食事をとる部屋がいいと思うんですが」
「食事はこの居間で食べるの．そうねぇ，届くところならどこでもいいわよ」
「お母さん，それならこの壁に吊り下げるのはどう？ ここなら届くし，目に入りやすいんじゃないかしら」
　マサコさんがキッチンへ繋がるドアの横の壁を指さして提案した．
「そこがよさそうね」
　トキさんも納得したようだ．
「それではここにかけておきますね」
　タイガーさんは壁にお薬カレンダーを吊り下げた．

「このカレンダーには1週間分の薬をセットすることができます．今は退院したばかりで，カレンダーも使い始めなので，薬局からの訪問を週に1回として，体

21

調や薬を飲めているか確認していきたいと思うのですが，どうでしょう？ しばらく様子をみて，問題なければ訪問頻度を減らしていくこともできます」

「お母さん，そうしてもらいましょう．薬剤師さんに来てもらえたら安心よ」

「なんか悪いわねぇ．それでお願いします」

「それでは，薬剤師がお家に訪問する制度について説明しますね」

タイガーさんはカバンから書類を取り出した．**契約書**と**重要事項説明書**だ．薬局を出る直前にタイガーさんに指示されて書類を準備していた．残薬確認を終えて後ろに座っていた私に，タイガーさんが静かに言った．

「いろはさん，契約やってみよっか」

「む，無理です！ そんな急に言われても……」

とっさに断ってしまった．実際に契約しているところを2回ほど見ているし，自分でもできるように説明の仕方をタイガーさんに教えてもらっていたのに．タイガーさんは向き直ってトキさんとマサコさんに説明を始めた．

「医師の指示のもと，患者さんのお家に訪問して薬の説明をしたり，今日みたいな管理方法について一緒に考えたりするんですが，介護保険で要介護認定を受けている人は，居宅療養管理指導といって介護保険の制度を使うことになります．認定を受けていない人は医療保険で同じような制度を利用することができます．**介護保険被保険者証（介護保険証）**と**介護保険負担割合証（負担割合証）**はありますか？」

「あります．出してきますね．お母さん，カバンに入ってたよね」

マサコさんがトキさんのカバンから介護保険証と負担割合証を取り出し，タイガーさんが確認した（**図1-4**）．介護保険証には**要介護1**，負担割合証には**1割**と記載されている．

「要介護認定を受けているので，介護保険の居宅療養管理指導になりますね．1回の訪問で518単位，負担割合は1割なので518円かかります．週に1回訪問できて，1ヵ月のうち最大で4回訪問できます．もちろん定期的な訪問以外で，緊急で訪問が必要となった場合には来ることができます．営業時間はこちらの重要事項説明書に記載されているんですが，それ以外の時間，休みや夜でも緊急で来

Part 1 いろは，初めての在宅介入

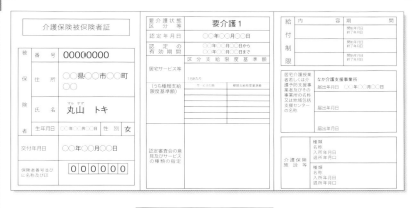

図 1-4 介護保険被保険者証と介護保険負担割合証

ることもできます」

「休みでも来てくれるんですね．安心です．お願いします」

と，マサコさんが答えた．

「ただ，どうしても私たちの薬局で対応できないとなった場合には，こちらに記載されている協力薬局にお願いすることがあります．あと，もし薬局を変更したいなどの希望があれば，いつでも変更することができるので言ってください．これらの内容で問題なければこちらに署名をお願いします．あと，今後訪問で必要な個人情報について医師やケアマネジャーなどの職種で共有することがあるの

で，同意されるのであれば，こちらの同意欄にもチェックをお願いします」

　タイガーさんが説明すると，トキさんもマサコさんも納得しているようだ．マサコさんが書類に署名した．私でもできる説明だったのでとっさに断ってしまったことを後悔した．

（次に機会があれば私がやってみよう）

「ケアマネジャーさんはどなたですか？」

　タイガーさんが聞くとトキさんが答えた．

「中島ユウカさんよ．会社の名前は……何だっけ」

「それは保険証に書いてありますね．なか介護支援事業所の中島さんですね．これからトキさんを訪問することになるので連絡しておきますね．あと，主治医からの指示ももらわないといけないので，病院にも連絡しておきます」

　私も，確認した残薬の状況をタイガーさんに伝えた．今は飲んでいない薬，今も飲んでいる薬，発熱時などの頓服薬に分け，頓服薬と1日分だけチャック袋に入れてカレンダーにセットした．

「一度残っているお薬を預からせてもらいますね．使えるものは使って，今回の処方せんで調整してもらいます．作り直してまた明日来ますね．明日の分までお薬を置いておきます」

　タイガーさんは2人にそう伝えて，私たちはトキさんの家を出た．

　帰りの車の中でタイガーさんに気になったことを質問した．

「薬の管理って，**服薬支援ロボット**とか最新のものを使えばいいんじゃないですか？　カレンダーとかアナログですよね」

「患者さんの能力に合わせて提案するようにしているよ．今回，カレンダーを提案したけど箱のタイプでもよかったかもしれないと思っている．ロボはケアマネジャーさんとかから導入できないか問い合わせが来ることがあるよね．でも個人的にはあまりお勧めしないんだよね」

「えぇ！　そうなんですか．便利そうなのに」

　私は意外だった．医療業界ではデジタルトランスフォーメーション（DX）が推

Part 1 いろは，初めての在宅介入

進されていて，加算にも付いているし，タイガーさんもデジタル化には賛成派だと思っていたからだ．

「服薬支援ロボットは確かに便利だね．飲む時間になったら音声で伝えてくれるし，遠隔でも飲んだかどうかの把握もできる．でも機械が大掛かりなので，**高齢者には少し抵抗感**があるんだ．**まずはお薬 BOX やカレンダータイプでの管理や人のサポートで対応できるか検討する**ことが大事だと思う．いろいろ試して検討した結果，ロボが最適だと思ったらロボを使うこともあるよ．特に**飲みすぎてしまうような人**には効果的だね．1 回分飲んだら次の分は時間になるまで取り出せない仕組みになっているからね」

「そうなんですね．確かに高齢者には抵抗があるような気がしますね．なんでも DX にすればいいってわけじゃないですね．アナログのいいところも活かしながら，患者さんにとって最適な方法を提案していくのが大事ってことですね」

　そんな話をしながら薬局に到着し，タイガーさんは言った．
「よし！ これから医師やケアマネジャーに連絡して薬を調剤し直そう！」

25

1 薬局で在宅訪問開始となる4パターン

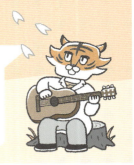

薬剤師による在宅訪問サービスに至るパターンは図 1-5 の 4 通りといわれています．

医師の指示型

医療機関から直接依頼を受け，医師や歯科医師の指示に基づいて薬剤師が訪問を開始するケースです．在宅医療に力を入れている薬局では，このパターンが多い傾向にあります．すでに医師からの指示が出ているため，他のパターンとは異なり医師への依頼は不要です．**信頼関係が構築できれば，継続的な依頼が期待できます**．ただし，患者の背景を把握していない場合が多く，訪問理由が「ただの配達」と誤解されないよう，十分な説明が必要です．

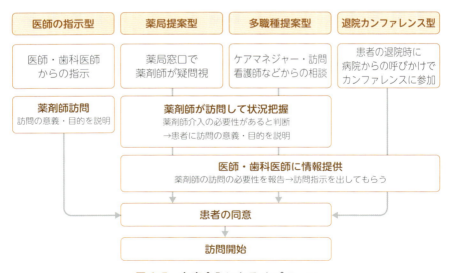

図 1-5　在宅介入になる 4 パターン

このパターンの定着には，医師や看護師との信頼関係が不可欠で，時間を要することがあります．

薬局提案型

薬局に来られていた患者に対して在宅訪問を提案するケースです．今回のストーリーでも，外来で利用していたトキさんの入院〜退院をきっかけに在宅介入を進めています．患者の背景をよく理解しているため，信頼関係がすでに構築されており，訪問への同意を得やすいのが特徴です．ただし，訪問の手続きが他のパターンより多く，残薬確認や服薬状況をチェックした後，医師やケアマネジャーと連携して訪問を開始します．制度の理解が不足していると，適切でない患者に声をかけてしまう可能性があるため注意が必要ですが，在宅医療を始める薬局にはこの方法が推奨されます．詳しくは後述します．

多職種提案型

ケアマネジャーや訪問看護師などの医療福祉関係者からの相談や提案を受けて在宅訪問が開始されるケースです．多職種間で情報を共有し，問題点を認識しあいながら，患者の同意を得て訪問を進めます．患者の同意取得時に他職種が同席し説明することが多く，安心感があります．このパターンも医師からの訪問指示が必要です．また，継続した依頼を受けるためには，多職種との信頼関係の構築に時間がかかることが多いです．地域包括ケアに貢献する薬局にとっては重要なパターンとなり得ます．

退院カンファレンス型

入院中の患者が退院する際，カンファレンスが開かれるタイミングで依頼が入るケースです．このカンファレンスでは，入院先のスタッフと在宅医療を担う多職種が集まり，患者がスムーズに在宅医療に移行できるよう協議します．カンファレンスに参加することで，関連する職種が一堂に会し，円滑な連携が図れます．患者の背景情報も共有され，新規の患者でも対応しやすい利点があります．ただし，カンファレンスの時間が固定されているため，

第 1 章　在宅医療の始め方

少人数の薬局では参加が難しい場合もありますが，最近では**オンライン参加**も可能ですので，状況に応じて対応することができます．

　このように，それぞれのパターンには特徴とメリット・デメリットがあるため，状況に応じた柔軟な対応が求められます（**表 1-3**）．また，いずれのパターンでも，患者が薬局を選択することが大前提であることを忘れないようにしましょう．

推奨するパターン

　これから在宅医療を始める際に最もお勧めのパターンは，ストーリーでもタイガー薬剤師が紹介したように「**薬局提案型**」です．他のパターンは受動的で，依頼を待つか，営業に出向いて依頼を受ける形になります．例えば，医師やケアマネジャーに営業に行くとして，在宅医療の経験がない状態でどのように話をするでしょうか？

表 1-3　在宅訪問開始 4 パターンのメリット・デメリット

	メリット	デメリット
医師の指示型	• 医師への指示依頼を行う必要がない • 医師と信頼関係を構築できれば継続して依頼をもらうことができる	• 紹介される患者は薬局利用者ではないことが多いので，患者背景を知らない状態で開始となる • 患者の同意が得られていない場合，在宅介入の必要性について説明する必要がある
薬局提案型	• 薬局に来ている患者を紹介するため，患者背景をよく知っている • 患者との信頼関係を築きやすい	• 医師への訪問指示依頼，ケアマネジャーへの連絡など手順が多い • 在宅医療の制度を十分に理解しておく必要がある
多職種提案型	• 患者の同意を得る際に多職種が同席してくれる • 地域包括ケアへの貢献を実感しやすい	• 医師へ訪問指示依頼は必要となるが，在宅医ではないことが多いので医師に在宅医療制度の説明が必要
退院カンファレンス型	• 一同がカンファレンスで介するため情報共有がしやすい • 薬局が必要とされる課題が明確であることが多く，患者に必要性を説明しやすい	• カンファレンスの時間が指定されているため，少人数の薬局では参加が難しい • 求められる在宅医療のレベルが高い場合もあり，慣れていない薬局には負担となることもある

「在宅の実績が必要なので患者さんを紹介してください．まだ在宅は経験がないので，いろいろ教えてください」このような発言で，相手が「この薬局に依頼してみよう」と思うでしょうか？ おそらく難しいでしょう．さらに，もし営業で得た依頼が「終末期のがん患者で麻薬注射を使用する可能性がある」といったものだった場合，自信が持てず，断る結果になってしまうかもしれません．そうなると，次の依頼が来る可能性は低くなってしまいます．

在宅医療の経験がないと，自分たちが何を提供できるのかをうまく伝えることができません．まずは**経験を積む**ことが大切です．もちろん，自然と依頼が舞い込んでくることが理想的ですが，現実はそう簡単にはいきません．そこで最も実践しやすいのが「**薬局提案型**」です．この方法なら，自分たちが対応できる範囲の患者から在宅医療を始めることができるため，無理なくスタートできます．

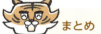

まとめ

大切なのは，**在宅医療の制度をきちんと理解し，実際の経験を通して自分たちが提供できるサービスの範囲を把握すること**です．まずは制度を理解することから始めてください．本書では，その基本的な内容を網羅しているので，ぜひすみずみまで読み込み，活用していただければと思います．

2 在宅医療の対象患者

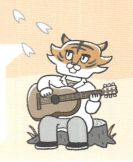

　在宅患者訪問薬剤管理指導料（医療保険）でも，居宅療養管理指導費（介護保険）においても，共通して「在宅で療養を行っている患者であって通院が困難なもの」が対象患者の条件になります．

　この「通院困難」については，**表 1-1,2**（p.18）の通知で示されています．ここでは，「**少なくとも独歩で家族又は介助者等の助けを借りずに来局ができる者等は，来局が容易であると考えられるため，在宅患者訪問薬剤管理指導料（居宅療養管理指導費）は算定できない**」ことが記載されています．

　この文章通知から，以下のような方が通院困難として在宅医療の対象になると考えられます．

在宅医療の対象患者
- 通院時に家族や介助者の付き添いが必要
- 独立して歩行はできるが，認知症のため家族の介助が必要
- 寝たきり，準寝たきりで通院が困難

　続いて，「在宅で療養を行っている患者」という文言について解説します．こちらについても通知文の中で説明されています（**表 1-4**）．

　ここで言う在宅には，**自宅に加え，高齢者住宅や介護保険施設，介護事業所の入所者，利用者**も含まれています．医療機関や介護老人保健施設など，医師や薬剤師の配置が義務付けられている施設へ入所している方は原則として対象外となります．在宅医療の対象となる施設や住宅，介護事業所は次の通りです．

2 在宅医療の対象患者

在宅医療の対象施設

- 自宅（集合住宅を含む）
- 特別養護老人ホーム（がん終末期患者のみ）
- 軽費老人ホーム（B型，ケアハウス）
- 認知症グループホーム（認知症対応型共同生活介護）
- 有料老人ホーム
- サービス付き高齢者向け住宅
- 特定施設
- 身体障害者施設等
- （看護）小規模多機能型居宅介護の宿泊サービス

表 1-4　在宅で療養を行っている患者

区分 15　在宅患者訪問薬剤管理指導料

1　在宅患者訪問薬剤管理指導料

(3)「在宅での療養を行っている患者」とは，保険医療機関又は介護老人保健施設で療養を行っている患者以外の患者をいう．ただし，「要介護被保険者等である患者について療養に要する費用の額を算定できる場合」（平成 20 年厚生労働省告示第 128 号），「特別養護老人ホーム等における療養の給付の取扱いについて」（平成 18 年 3 月 31 日保医発第 0331002 号）等に規定する場合を除き，患者が医師若しくは薬剤師の配置が義務付けられている病院，診療所，施設等に入院若しくは入所している場合又は現に他の保険医療機関若しくは保険薬局の保険薬剤師が訪問薬剤管理指導を行っている場合には，在宅患者訪問薬剤管理指導料は算定できない．

〈厚生労働省：診療報酬の算定方法の一部改正に伴う実施上の留意事項について（通知）【令和 6 年 3 月 5 日保医発 0305 第 4 号】, 別添 3　調剤報酬点数表に関する事項.〈https://www.mhlw.go.jp/content/12404000/001293314.pdf〉より〉

　各施設については，「4-1 施設・サービスの種類と訪問指導料の算定」（p.145）で詳細に解説します．

　訪問可能な距離については，**在宅患者訪問薬剤管理指導料（医療保険）でのみ規定**されています（**表 1-5**）．原則として，薬局と患家は**直線距離で 16 km 以内**でなければなりません．ただし特殊なケースとして，患家の半径 16 km 以内に在宅訪問を届け出ている保険薬局が存在しない場合には，特例として算定が認められています（**図 1-6**）．

表 1-5　医療保険における訪問距離の規定

区分 15　在宅患者訪問薬剤管理指導料

8　その他留意点
(1) 保険薬局(在宅協力薬局を含む.)の所在地と患家の所在地との距離が 16 キロメートルを超える訪問薬剤管理指導については,患家の所在地から 16 キロメートルの圏域の内側に,在宅患者訪問薬剤管理指導を行う旨を届け出ている保険薬局が存在しないなど,当該保険薬局からの訪問薬剤管理指導を必要とする特殊な事情がある場合に認められるものであって,この場合の在宅患者訪問薬剤管理指導料の算定については 16 キロメートル以内の場合と同様に算定する.特殊な事情もなく,特に患家の希望により 16 キロメートルを超えて訪問薬剤管理指導を行った場合の在宅患者訪問薬剤管理指導料は保険診療としては認められないことから,患者負担とする.この場合において,「保険薬局の所在地と患家の所在地との距離が 16 キロメートルを超えた場合」とは,患家を中心とする半径 16 キロメートルの圏域の外側に当該保険薬局が所在する場合をいう.
ただし,平成 24 年 3 月 31 日以前に「注 1」に規定する医師の指示があった患者については,当該規定は適用しないものであること.

(厚生労働省:診療報酬の算定方法の一部改正に伴う実施上の留意事項について(通知)【令和 6 年 3 月 5 日保医発 0305 第 4 号】,別添 3　調剤報酬点数表に関する事項.〈https://www.mhlw.go.jp/content/12404000/001293314.pdf〉より)

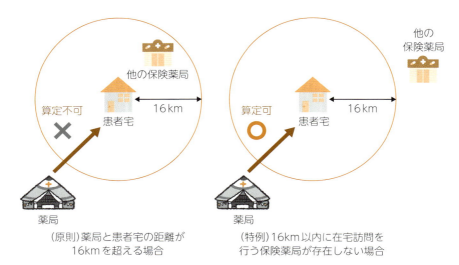

図 1-6　16 km を超える場合の特例

一方で，居宅療養管理指導費（介護保険）では訪問範囲については規定されておらず，16 km を超えていた場合においても算定することは可能です．ただし，在宅患者緊急訪問薬剤管理指導料を算定する場合においては，薬局と患家は 16 km 以内であることが規定されています．そのため，介護保険対象患者であったとしても，緊急時にすぐに対応するために，訪問距離は16 km 以内としておくことを推奨します．

指導料については，「3-2 在宅患者訪問薬剤管理指導料／居宅療養管理指導費」（p.112）で詳細に解説します．

3 契約書と重要事項説明書

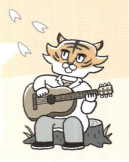

　居宅療養管理指導費（介護保険）を利用する場合は，書面による契約が必須です．在宅患者訪問薬剤管理指導料（医療保険）では規定されていませんが，書面での説明は推奨されます．この項目では，まず居宅療養管理指導を行う際に必要な書類を紹介します．

- 契約書
- 重要事項説明書
- 個人情報使用同意書
＊重要事項説明書と個人情報使用同意書は合わせて作成することが可能です．

　介護保険においてはすべてのサービスが「契約」に基づいて提供されます．介護保険制度は，利用者と提供事業所の双方の保護と信頼を築くために，この仕組みを採用しています．患者の権益を守り，過剰なサービス提供や架空請求，トラブルを防ぐためにも重要です．薬局での居宅療養管理指導も例に漏れず，契約書を重要事項説明書により説明し，合意を取る必要があり，これらの文書に署名しなければサービスの利用を開始することができません．そのため，それぞれの書類の内容について説明する必要があります．説明時のポイントについては以下のようになります．

契約書・重要事項説明書の説明時のポイント

▶ 契約書の内容をわかりやすく説明し，利用者が理解しやすくなるよう心がける
▶ 利用者やその家族からの疑問や質問に対して，丁寧かつ的確に回答する
▶ 契約書に署名や捺印をする前に，利用者が内容に納得し，理解したことを確認する

わかりやすく説明するためにも，各書類の内容を十分に理解しておく必要があります．それぞれの記載されている内容について解説します．

契約書

利用者（甲）に患者の名前を記載し，事業者名（乙）に薬局名を記載します．患者の名前もあらかじめ記載しておくと，契約の際にスムーズに進められます（図 1-7）．

第 1 条（目的）
この契約及び介護サービスの目的について記載されています．利用者ができる限り自立した生活を送るための支援を行います．

第 2 条（契約期間）
契約期間は，ひな形では空欄になっているので契約時に記載することになります．年度末や，要介護認定の有効期間としておくのがよいでしょう．契約解除の申し出がない際は，要介護認定の更新に伴い**自動更新**となる旨を伝えておきましょう．更新後は要介護（支援）認定の有効期間と同じになります．

第 3 条（運営規程の概要），第 4 条（担当の居宅療養管理指導従業者）
規程の概要や従業員の勤務体制について記載されていますが，詳細については重要事項説明書で説明となります．

第 5 条（主治医との関係）
居宅療養管理指導は主治医による指示のもと，密接な連携を取りながらサービスを提供することを規定しています．

第 6 条（居宅療養管理指導サービスの内容及びその提供）
居宅療養管理指導を実施して，報酬についてはケアマネジャーが作成する介護計画書（ケアプラン）に記載することで，利用者（患者）が確認できるようにすることとされています．したがって，介護計画書には居宅療養管理指導についての予定日などを入れ込んでもらうことが必要です．

第 7 条（居宅介護支援事業者等との連携）
介護サービスを提供する事業所と連携することが記載されています．

第1章 在宅医療の始め方

居宅療養管理指導・契約書

利用者　　丸山　トキ（以下「甲」という．）と事業者　　アウトドア薬局（以下「乙」という．）
とは，居宅療養管理指導サービスの利用に関して次のとおり契約を結びます．

（目的）
第1条　乙は，介護保険法等の関係法令及びこの契約書に従い，甲がその有する能力に応じて可能な
限り自立した日常生活を営むことができるよう，甲の心身の状況，置かれている環境等を踏まえて
療養上の管理及び指導を行うことにより甲の療養生活の質の向上を図ります．
　　　2　乙は，居宅療養管理指導サービスの提供にあたっては，甲の要介護状態区分及び甲の被保
険者証に記載された認定審査会意見に従います．

（契約期間）
第2条　この契約書の契約期間は，令和　　●年　　●月　　●●日から令和　○年　○月　○○日までとし
ます．但し，上記の契約期間の満了日前に，甲が要介護状態区分の変更の認定を受け，要介護（支援）
認定有効期間の満了日が更新された場合には，変更後の要介護（支援）認定有効期間の満了日まで
とします．
　　　2　前項の契約期間の満了日の7日前までに甲から更新拒絶の意思表示がない場合は，この契約
は同一の内容で自動更新されるものとし，その後もこれに準じて更新されるものとします．
　　　3　本契約が自動更新された場合，更新後の契約期間は，更新前の契約期間の満了日の翌日から
更新後の要介護（支援）認定有効期間の満了日までとします．

（運営規程の概要）
第3条　乙の運営規程の概要（事業の目的，職員の体制，居宅療養管理指導サービスの内容等），従
業者の勤務の体制等は，別紙重要事項説明書に記載したとおりです．

（担当の居宅療養管理指導従業者）
第4条　乙は，甲のため，担当の居宅療養管理指導従業者（以下「丙」という．）を定め，甲に対し
て居宅療養管理指導サービスを提供します．
　　　2　乙は，丙を選任し，又は変更する場合には，甲の状況とその意向に配慮して行います．
　　　3　甲は，乙に対し，いつでも丙の変更を申し出ることができます．
　　　4　乙は，前項の申出があった場合，第1条に規定する居宅療養管理指導サービスの目的に反す
るなど変更を拒む正当な理由がない限り，甲の希望に添うように丙を変更します．

（主治医との関係）
第5条　乙は，甲の主治医の指示（処方せんによる指示）に基づき居宅療養管理指導サービスの提供を
開始します．
　　　2　丙は，居宅療養管理指導サービスの提供に関して，甲の主治医と密接な連携を取ります．

（居宅療養管理指導サービスの内容及びその提供）
第6条　乙は，丙を派遣し，契約書別紙サービス内容説明書に記載した内容の居宅療養管理指導サー
ビスを提供します．
　　　2　乙は，甲に対して居宅療養管理指導サービスを提供するごとに，当該サービスの提供日及び
内容，介護保険から支払われる報酬等の必要事項を，甲が依頼する居宅介護支援事業者が作成する所
定の書面に記載し，甲の確認を受けることとします．
　　　3　乙は，甲の居宅療養管理指導サービスの実施状況等に関する記録を整備し，その完結の日か
ら2年間保存しなければなりません．
　　　4　甲及びその後見人（後見人がいない場合は甲の家族）は，必要がある場合は，乙に対し前項
の記録の閲覧及び自費による謄写を求めることができます．ただし，この閲覧及び謄写は，乙の業務
に支障のない時間に行うこととします．

図 1-7　居宅療養管理指導の契約書

3　契約書と重要事項説明書

（居宅介護支援事業者等との連携）
第７条　乙は，甲に対して居宅療養管理指導サービスを提供するにあたり，甲が依頼する居宅介護支
　　援事業者又はその他保健・医療・福祉サービスを提供する者との密接な連携
　　に努めます．
（協力義務）
第８条　甲は，乙が甲のため居宅療養管理指導サービスを提供するにあたり，可能な限り乙に協力し
　　なければなりません．
（苦情対応）
第９条　乙は，苦情対応の責任者及びその連絡先を明らかにし，乙が提供した居宅療養管理指導サー
　　ビスについて甲，甲の後見人又は甲の家族から苦情の申立てがある場合は，迅速かつ誠実に必要な対
　　応を行います．
　　　２乙は，甲，甲の後見人又は甲の家族が苦情申し立て等を行ったことを理由として，甲に対し
　　何ら不利益な取扱いをすることはできません．
（費用）
第１０条　乙が提供する居宅療養管理指導サービスの利用単位毎の利用料その他の費用は，別紙重
　　要事項説明書に記載したとおりです．
　　　２甲は，サービスの対価として，前項の費用の額をもとに月ごとに算定された利用者負担額を
　　乙に支払います．
　　　３乙は，提供する居宅療養管理指導サービスのうち，介護保険の適用を受けないものがある場
　　合には，特にそのサービスの内容及び利用料金を説明し，甲の同意を得ます．
　　　４乙は，前二項に定める費用のほか，居宅療養管理指導サービスの提供に要した交通費の支払
　　いを甲に請求することができます．
　　　５乙は，前項に定める費用の額にかかるサービスの提供にあたっては，あらかじめ甲に対し，
　　当該サービスの内容及び費用について説明を行い，甲の同意を得なければなりません．
　　　６乙は，甲が正当な理由もなく居宅療養管理指導サービスの利用をキャンセルした場合は，キ
　　ャンセルした時期に応じて，契約書別紙サービス内容説明書に記載したキャンセル料の支払いを求め
　　ることができます．
　　　７乙は，居宅療養管理指導サービスの利用単位毎の利用料及びその他の費用の額を変更しよう
　　とする場合は，二カ月前までに甲に対し文書により通知し，変更の申し出を行います．
　　　８乙は，前項に定める料金の変更を行う場合には，新たな料金に基づく別紙重要事項説明書及
　　び契約書別紙サービス内容説明書を添付した利用サービス変更合意書を交わします．
（利用者負担額の滞納）
第１１条　甲が正当な理由なく利用者負担額を２カ月以上滞納した場合は，乙は，３０日以上の期間
　　を定めて，利用者負担額を支払わない場合には契約を解除する旨の催告をすることができます．
　　　２前項の催告をしたときは，乙は，甲の居宅サービス計画を作成した居宅介護支援事業者と，
　　甲の日常生活を維持する見地から居宅サービス計画の変更，介護保険外の公的サービスの利用につい
　　て必要な協議を行うものとします．
　　　３乙は，前項に定める協議を行い，かつ甲が第１項に定める期間内に滞納額の支払いをしなか
　　ったときは，この契約を文書により解除することができます．
　　　４乙は，前項の規定により解除に至るまでは，滞納を理由として居宅療養管理指導サービスの
　　提供を拒むこと はありません．
（秘密保持）
第１２条　乙は，正当な理由がない限り，その業務上知り得た甲及びその後見人又は家族の秘密を漏
　　らしません．
　　　２乙及びその従業員は，サービス担当者会議等において，甲及びその後見人又は家族に関する

図 1-7　居宅療養管理指導の契約書（続き）

37

第1章　在宅医療の始め方

個人情報を用いる必要がある場合には，甲及びその後見人又は家族に使用目的等を説明し同意を得なければ，使用することができません．

（甲の解除権）

第13条　甲は，7日間以上の予告期間をもって，いつでもこの契約を解除することができます．

（乙の解除権）

第14条　乙は，甲が法令違反又はサービス提供を阻害する行為をなし，乙の再三の申し入れにもかかわらず改善の見込みがなく，このサービス利用契約の目的を達することが困難になったときは，30日間以上の予告期間をもって，この契約を解除することができます．

　　2　乙は，前項によりこの契約を解除しようとする場合は，前もって甲の居宅サービス計画を作成した居宅介護支援事業者や公的機関等と協議し，必要な援助を行います．

（契約の終了）

第15条　次に掲げるいずれかの事由が発生した場合は，この契約は終了するものとします．

一　甲が要介護（支援）認定を受けられなかったとき．

二　第2条1項及び2項により，契約期間満了日の7日前までに甲から更新拒絶の申し出があり，かつ契約期間が満了したとき．

三　甲が第13条により契約を解除したとき．

四　乙が第11条又は第14条により契約を解除したとき．

五　甲が介護保険施設や医療施設等へ入所又は入院等をしたとき．

六　甲において，居宅療養管理指導サービスの提供の必要性がなくなったとき．

七　甲が死亡したとき．

（損害賠償）

第16条　乙は，居宅療養管理指導サービスの提供にあたって，事故が発生した場合には，速やかに甲の後見人及び家族に連絡を行うとともに，必要な措置を講じます．

　　2　前項において，事故により甲又はその家族の生命，身体，財産に損害が発生した場合は，乙は速やかにその損害を賠償します．ただし，乙に故意・過失がない場合はこの限りではありません．

　　3　前項の場合において，当該事故発生につき甲に重過失がある場合は，損害賠償の額を減額することができます．

（利用者代理人）

第17条　甲は，代理人を選任してこの契約を締結させることができ，また，契約に定める権利の行使と義務の履行を代理して行わせることができます．

　　2　甲の代理人選任に際して必要がある場合は，乙は成年後見制度や地域福祉権利擁護事業の内容を説明するものとします．

（合意管轄）

第18条　この契約に起因する紛争に関して訴訟の必要が生じたときは，○○地方裁判所を管轄裁判所とすることに合意します．

（協議事項）

第19条　この契約に定めのない事項については，介護保険法等の関係法令に従い，甲乙の協議により定めます．

図 1-7　居宅療養管理指導の契約書（続き）

この契約の成立を証するため本証2通を作成し，甲乙各署名押印して1通ずつを保有します．

令和　　年　　月　　日

利用者甲　住所

氏名 ［ 患者の住所・氏名を記載 ］ 印

代理人（選任した場合）

住所

氏名 ［ 代理人の住所・氏名を記載 ］ 印

事業者乙　住所

事業者（法人）名

事業所名 ［ 薬局の住所，法人名，事業所等を記載 ］

事業所　住所

（事業所番号）

代表者名 ［ 代表者名 ］ 印

図 1-7　居宅療養管理指導の契約書（続き）

第8条（協力義務）

利用者（患者）も可能な限り薬局の訪問サービスについて協力してもらうことを定めています．

第9条（苦情対応）

苦情対応の窓口を定めるように規定されており，苦情による不利益がないことが記載されています．

第10条（費用）

居宅療養管理指導の単位について記載されていますが，詳細については重要事項説明書にて記載するとされています．また，利用単位の変更については1ヵ月前までに文書により通知し，変更の申し出を行うことを定めています．

第11条（利用者負担額の滞納）

利用者負担額を滞納した場合には，契約の解除をすることがあるということを定めています．

第12条（秘密保持）

事業所（薬局）は知りえた秘密については漏えいしないことを規定しています．後述する個人情報保護に関する文言となっているので，個人情報使用同意書を別途取得することを省略することができます．

第13条（甲の解除権），第14条（乙の解除権）

甲（患者側）と乙（薬局側）の解除権について記載されています．

第15条（契約の終了）

契約の終了について定めています．要介護認定を受けられなくなった場合や第13・14条に該当する場合などがあります．契約書の様式によっては老健への入所や医療機関に入院した場合も解除となっているので，ご注意ください．

第16条（損害賠償）

事業所（薬局）がサービスの提供にあたって発生した損害の賠償について定められています．

第17条（利用者代理人）

契約について，代理人を専任して行うことが可能であることを記載してい

ます．代筆については，基本的には代筆を依頼する者と依頼される者との合意があれば可能です．成年後見人等であれば書面で残してあるので，問題ないと考えます．一方で，説明をしている薬剤師に代筆を求められた場合，「合意」をあとで証明することが難しいので推奨はしません．

第 18 条（合意管轄）

訴訟が発生した場合の裁判所を規定しています．薬局の所在地に応じた管轄にしておきましょう．

第 19 条（協議事項）

契約書に記載がない項目について協議することとされています．

署名欄

最後に署名，押印となります．患者や代理人の住所と氏名を記載してもらい，押印してもらいます．薬局は法人名と薬局名をそれぞれ記載し，代表者名での契約になります．

重要事項説明書

次に，重要事項説明書についてみていきます（図 1-8）．

1．事業者概要

事業所（薬局）の概要です．所在地や指定番号など，間違えてないかいま一度確認しましょう．

2．事業の目的と運営方針

事業の目的と運営方針では，契約書に記載しきれていない部分についても説明されています．

3．提供するサービス

提供する介護保険によるサービスについて記載しています．薬局の場合は居宅療養管理指導サービスのみです．

4．職員等の体制

職員の職種とそれぞれの人数や勤務体制について記載しています．薬局によってはここに担当者名を記載することもあります．

5．担当薬剤師

メインで担当する薬剤師を主担当として，他の担当者についても記載します．

第 1 章　在宅医療の始め方

居宅療養管理指導のサービス提供に係る重要事項等説明書

居宅療養管理指導または介護予防居宅療養管理指導 (以下,「居宅療養管理指導等」という.) サービスの提供開始にあたり, 厚生労働省令第37号第8条に基づいて当事業者が　丸山 トキ　様に説明すべき重要事項は次の通りです.

1.事業者概要

事業者名称	アウトドア薬局
事業者の所在地	○○県○○市○○町
指定番号	在薬第***号
代表者	丸一　泰雅
電話番号	***-***-****

2.事業の目的と運営方針

事業者の目的	要介護状態または要支援状態にあり, 主治の医師等が交付した処方せんに基づき薬剤師の訪問薬剤管理指導を必要と認めた利用者に対し, アウトドア薬局の薬剤師が適正な居宅療養管理指導等を提供することを目的とします.
運営の方針	①利用者の意思及び人格を尊重し, 常に利用者の立場に立ったサービスの提供に努めます. ②上記①の観点から, 市町村, 居宅介護支援事業者, 他の居宅サービス事業者, その他の保険, 医療, 福祉サービスを提供する者と密接な連携に努めます. ③利用者の療養に資する等の観点から, 当該利用者に直接係わる上記関係者に必要な情報を提供する以外, 業務上知り得た利用者またはその家族の秘密を他に漏らすことはいたしません.

3.提供するサービス

当事業者がご提供するサービスは以下の通りです.

【居宅療養管理指導等サービス】

①当事業所の薬剤師が, 医師の発行する処方せんに基づいて薬剤を調整するとともに, 利用者の居宅を訪問し, 薬剤の保管・管理や使用等に関するご説明を行うことにより, 薬剤を有効かつ安全にご使用いただけるよう努めます.

②サービスのご提供に当たっては, 懇切丁寧に行い, 分かりやすくご説明いたします. もし薬について分からないことや心配なことがあれば, 担当の薬剤師にご遠慮無く質問・相談してください.

注) 居宅療養管理指導または介護予防居宅療養管理指導におけるサービスの提供及び内容は同じです.

図 1-8　居宅療養管理指導の重要事項説明書

4.職員等の体制
当事業所の職員体制は以下の通りです.

従業者の職種	員数	通常の勤務体制
薬剤師	4名	・常勤者（3名）　勤務時間 9:00-18:00 ・非常勤者（1名）　勤務時間 9:00-13:00
事務員	1名	・常勤者（1名）　勤務時間 9:00-18:00

5.担当薬剤師
担当薬剤師は，以下の通りです.
　　担当薬剤師　：①丸一　泰雅（主担当）
　　　　　　　　：②石川　いろは
　　　　　　　　：③増山　ゆう
　　責任者　　　：丸一　泰雅
なお，当事業所の担当薬剤師が訪問できない場合（冠婚葬祭や急病など），本事項2に基づきあらかじめ利用者情報共有した以下の事業所が臨時対応させていただきます.
（下記表が空欄の場合，当事業所のみで対応させていただきます）

事業所（薬局）名	住所	連絡先（電話）
おひさま薬局	○○県○○市○○町	***-***-****

①担当薬剤師は，常に身分証を携帯していますので，必要な場合はいつでも，その提示をお求めください.
②利用者は，いつでも担当薬剤師の変更を申し出ることができます.その場合，当事業所は，このサービス目的に反するなどの変更を拒む正当な理由がない限り，変更の申し出に応じます.
③当事業者は，担当薬剤師が退職するなどの正当な理由がある場合に限り，担当薬剤師を変更することがあります.（その場合には，事前に利用者の同意を得ることといたします.）

6.営業日時
当事業所の通常の営業日時は，次の通りです.

①営業日　月曜日から土曜日まで．但し，国民の祝祭日及び年末年始（12月29日-1月3日）を除きます.

②営業時間　月から土曜日　9:00-18:00

7.緊急時の対応等
①緊急時等の体制として，携帯電話等により24時間常時連絡が可能な体制を取っています.

②必要に応じ利用者の主治医または医療機関に連絡を行う等，対応を図ります.

図 1-8　居宅療養管理指導の重要事項説明書（続き）

8.利用料

サービスの利用料は，以下の通りです．

　介護保険制度の規定により，以下の通り定められています．

　①居宅療養管理指導サービス提供費として

　　居宅療養管理指導費

	1割負担	2割負担	3割負担
単一建物居住者が1人	518円/回	1,036円/回	1,554円/回
単一建物居住者が2-9人	379円/回	758円/回	1,137円/回
単一建物居住者が10人以上	342円/回	684円/回	1,026円/回
情報通信機器を用いた服薬指導（居宅療養管理指導と同日に行った場合を除く）を行った場合（1月に4回に限り）	46円/回	92円/回	138円/回

　算定する日の間隔は6日以上，かつ，月4回を限度．

　ただし，ガン末期の患者，中心静脈栄養を受けている患者，注射による麻薬の投与を受けている患者の場合は，1週に2回，かつ，月に8回を限度．

　②麻薬等の特別な薬剤が使用されている場合

　　1回につき100円（1割負担）（①に加算）

　③医療用麻薬持続注射療法を行っている場合

　　1回につき250円（1割負担）（①に加算）

　④在宅中心静脈栄養法を行っている場合

　　1回につき150円（1割負担）（①に加算）

　⑤離島や中山間地域等でサービスをご利用の場合

　　・離島等に所在する事業所のサービスのご利用に関しては，①の月の利用の合計金額に15%が加算されます．

　　・中山間地域等に所在する小規模事業所のサービスのご利用に関しては，①の月の利用の合計金額に10%が加算されます．

　　・離島や中山間地域等に居住する方へのサービス提供に関しては，①の月の利用の合計金額に5%が加算されます．

　　注1）上記の他，健康保険法等に基づき，薬剤や薬剤の調整に係わる費用の一部をご負担いただきます．

　　注2）上記の利用料等は厚生労働省告示に基づき算定しています．算定基準が改定された場合，改定後の最新の利用料を適用日より算定します．

　　注3）居宅療養管理指導費及び介護予防居宅療養管理指導費に係るサービス利用料は同じです．

図 1-8　居宅療養管理指導の重要事項説明書（続き）

3 契約書と重要事項説明書

9.苦情申立窓口
当事業所のサービス提供にあたり，苦情や相談があれば，下記までご連絡ください．
①連絡先：***-***-****
②担当者名：丸一　泰雅

（乙）当事業者は，甲1に対する居宅療養管理指導等サービスの提供に当たり
　　　□甲1，□甲2に対して，重要事項等説明書に基づき，サービス内容及び重要事項を説明い
　　　たしました．

　　　　　　　　　（乙）居宅療養管理指導サービス事業者
　　　　　　　　　　　　主たる事業所所在地　　　　　○○県○○市○○○町○○番地○○
　　　　　　　　　　　　名称　　　　　　　　　　　　アウトドア薬局
　　代表者名でなく，
　　　説明者名　　　　　説明者氏名　　　　　　　　丸一　泰雅　印

（甲）　私は，重要事項等説明書に基づき，乙からサービス内容及び重要事項の説明を受けまし
　　　た．

　　　　　　　　　　　　　　　　　　　　　　令和　　　年　　　月　　　日

（甲1）利用者　　　　住所
　　　　　　　　　　　　　　患者の住所・氏名を記載
　　　　　　　　　　　氏名　　　　　　　　　　　　　印

（甲2）利用者家族　　住所
　　　　　　　　　　　　　　代理人の住所・氏名を記載
　　　　　　　　　　　氏名　　　　　　　　　　　　　印

　　　　　　□利用者は身体の状況等により署名ができないため，利用者本人の意思を確認の上，
　　　　　　　　　　　　　　　私が利用者に代わってその署名を行いました．

　　　　　　個人情報の提供及び処方箋等の取扱いに関して　　□同意する　□同意しない

図 1-8　居宅療養管理指導の重要事項説明書（続き）

また，**在宅協力薬局制度**により連携している薬局についても，この項目で一緒に記載しています．

6．営業日時

薬局の営業日と営業時間を記載しています．実際に説明する際には，営業時間外であっても対応はすることを伝えて次の項目の説明に移るとよいでしょう．

7．緊急時の対応等

緊急時の対応について記載しています．営業時間外であっても対応可能であること，また緊急時の連絡先もここに記載するようにしましょう．

8．利用料

患者や家族にとっては，この項目が1番気になる場合が多いです．点数についても理解しておきましょう．特に施設患者の場合，人数によって点数が異なるため，どの分類になるのかをしっかり把握しておきましょう．施設における人数の考え方については「4-2 単一建物居住者の考え方」（p.153）で詳細に解説します．

さらに，医療用麻薬や中心静脈栄養を受けている場合や，その可能性がある場合には，それらの利用料についても説明しておく必要があります．また，**特定の地域で加算される点数**があるので，自分の地域が該当しているか確認しておきましょう．

9．苦情申立窓口

サービス提供にあたり苦情があった際の連絡先になります．可能であれば訪問を担当する薬剤師とは異なるほうがよいです．

同意署名欄

書類の内容を説明して十分納得してもらった後に署名，押印してもらいます．この際には契約書とは異なり，**説明した薬剤師名を記載**します．利用者についても，本人が記載することが難しければ家族などの代理人が記載することは可能です．その場合，代理で署名を行った旨を確認するチェック欄にチェックをしてもらいましょう．

個人情報保護に関する同意書

在宅医療の現場では多職種間での情報共有が必須となるので，「個人情報

使用同意書」を取り交わしておく必要があります．

　今回紹介しているひな形には，契約書の第12条（秘密保持）の項目に記載されており，重要事項説明書の同意署名欄下部に，個人情報保護に関する同意欄を設けてあります．これをもって個人情報使用に関しての説明，同意をしたとしています．重要事項説明書の同意欄の記載漏れに注意してください．

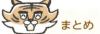
まとめ

ここまでで契約書と重要事項説明書の記載内容について解説しました．これらの内容をきちんと理解した上で患者や家族への説明を行いましょう．内容について質問され，それに対して適切に答えられないと患者との信頼関係を崩してしまう可能性があるので，よく読み込んで説明するようにしましょう．

4 薬の管理方法

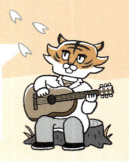

　内服薬の管理方法についてはさまざまあります．どのツールも有効ですが，患者の性格や生活環境，認知機能に応じて個別的に選択することが重要です．

一包化

　これが基本となることが多く，この特徴については本書で説明するまでもないでしょう．**日付を印字**することで飲んだことを確認しやすくなります．また，薬局としても**いつまで薬があるのかを把握**することにも有効です．在宅患者において，一包化する場合には日付印字を推奨します．ここから解説する管理方法においては一包化していることを前提として紹介します．

お薬 BOX

　比較的認知機能が保たれているような方には，まずはお薬 BOX で始めてみるのがよいでしょう（**図 1-9**）．特徴としては**誰でも簡単にセット**することができます．大きさや形状についてはさまざまなものが市販されており，選択の幅が広いです．ただし，ものによっては場所を大きくとることもあるので要注意です．

　デメリットとしては，飲んだか飲んでいないかの確認はしづらいです．ただし，一包化された薬包に日付を印字すれば確認することは可能になります．

カレンダータイプ

　カレンダータイプは壁掛けのものが一般的です．**飲んだか飲んでいないか一目でわかる**ので，飲み忘れが気になる方には有効です．基本的には 1 日 4 回服用（朝食後，昼食後，夕食後，寝る前）で 1 週間分セットすることができます．服用回数が少なければ 2 〜 4 週間分セットすることもあります．

4 薬の管理方法

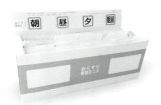
おくすり管理BOX
（社会福祉法人心促協会，
監修　一般社団法人防府薬剤師会）

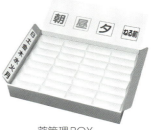
薬管理BOX
（有限会社サンパック）

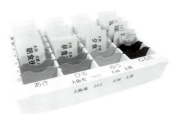
おくすり仕分薬
（大同化工株式会社）

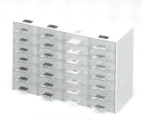
自主管理薬箱
（ウィークリーメディー®，
サカセ化学工業株式会社）

図 1-9　お薬 BOX

　１週間を超えた処方の場合は，少なくなってきた頃に家族や訪問看護師などにセットしてもらったり，カレンダーを 2 枚以上使用したりします．もしくは内服確認や体調変化の確認を兼ねて**薬剤師が毎週訪問**することもあります．

　個人的にお勧めなのは，**図 1-3**（p.21）で参考としている，福井県薬剤師会から販売されているお薬カレンダーです．こちらは作りがとても**丈夫**であり，**ポケットが二重**なので食前と食後に分かれていても入れられる，さらに**遮光**にもなっているので非常に使い勝手がよいです．福井県薬剤師会の非会員でも購入は可能なので，他県からでも購入することができます．

　また，**日めくり式カレンダータイプ**もあります（**図 1-10**）．通常の壁掛けのカレンダーやお薬 BOX でうまく管理できない方でも，日めくり式カレンダーにするとうまくいくケースもあります．市販されているものもありますが，薬局で自作することもあります．

49

服薬支援ロボット

服薬支援ロボット（ロボ）は服用する時間になると音声でお知らせしてくれます（図1-11）．1回取り出すか，一定時間経過するまでお知らせしてくれるので，近くにいれば飲み忘れる可能性は限りなく少なくなります．その他にも，飲んだかどうかを遠隔で家族等が確認することができる機能もあります．ロボが最も有効である患者は「薬を飲みすぎてしまう方」です．1回分しか取り出すことができないので，飲みすぎをほぼ確実に防ぐことができます．

一方で，デメリットとしては薬局の費用がかかる点が挙げられます．薬局にもよりますが，基本的にはロボの購入費用やレンタル費用は薬局が負担することになります．基本的には1週間分セットすることになりますが，毎

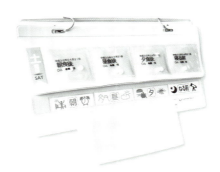

日めくり型服薬支援カレンダー
（ハンドメディカル株式会社）

図 1-10　日めくり式カレンダータイプ

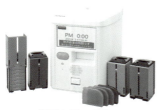

服薬支援ロボⅡ®
（ケアボット株式会社）

FUKU助
（株式会社メディカルスイッチ）

図 1-11　服薬支援ロボット

4 薬の管理方法

表 1-6 各服薬支援ツールのメリット・デメリット

	メリット	デメリット
お薬BOX	・場所を取らない（種類による） ・まとめて入れられる ・誰でもセットできる	・飲んだか飲んでいないかの確認がしづらい
カレンダータイプ	・飲んだか飲んでいないか一目でわかる ・場所を取らない ・日めくり式もある ・まとめて入れられる ・誰でもセットできる	・（日めくり式は特に）セットする手間がかかる ・1枚で1週間分なので，複数枚必要になることもある
服薬支援ロボット	・飲み忘れしづらい ・飲みすぎる方にも有効 ・遠隔でも飲んだかどうか確認できる	・費用がかかる（薬局負担） ・高齢者が受け入れづらい ・セットのため頻回訪問が必要 ・機械が大きい

週訪問することが基本で，訪問指導料からその費用負担分に充てることになります．また，利用する患者は高齢者が多く，操作自体は難しくありませんが，機器の見た目も大きいので<u>導入に抵抗感を示す</u>方も多い印象です．

　ケアマネジャーや訪問看護師から導入について相談を受けることがあります．お薬BOXまたはカレンダータイプでも管理が難しい方や，前述したように薬を飲みすぎてしまう方に対して導入することが適切ではないかと筆者は考えます．

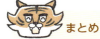
まとめ

以上，さまざまな管理方法について解説しました．表 1-6 にそれぞれのメリットとデメリットについてまとめました．一概にはどのタイプがよいということはありませんが，患者に合った方法で管理することが重要です．それぞれの管理方法の特徴を理解して適当な管理方法を提案しましょう．

文献

1) 厚生労働省：診療報酬の算定方法の一部改正に伴う実施上の留意事項について（通知）【令和6年3月5日保医発0305第4号】，別添3　調剤報酬点数表に関する事項.〈https://www.mhlw.go.jp/content/12404000/001293314.pdf〉（2025年1月アクセス）
2) 厚生省老人保健福祉局企画課長：指定居宅サービスに要する費用の額の算定に関する基準（訪問通所サービス，居宅療養管理指導及び福祉用具貸与に係る部分）及び指定居宅介護支援に要する費用の額の算定に関する基準の制定に伴う実施上の留意事項について【平成12年3月1日老企第36号】．

第 1 章　在宅医療の始め方

3) 一般社団法人　福井県薬剤師会：一般社団法人　福井県薬剤師会，おくすり手帳・お薬カレンダー．〈https://www.fukuyaku.or.jp/item/item.php〉（2025 年 1 月アクセス）
4) 厚生労働省：診療報酬の算定方法の一部を改正する告示【令和 6 年厚生労働省告示第 57 号】，別表第三　調剤報酬点数表．〈https://www.mhlw.go.jp/content/12404000/001218733.pdf〉（2025 年 1 月アクセス）

章末問題

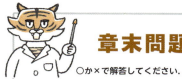

▼Google フォームからも解答・採点可能！
https://docs.google.com/forms/d/e/1FAIpQLSfkPsbNN4TS_l2Nf8grEOcIqACLlkSzcDPH7srXBMtZ_WFyJQ/viewform

○か×で解答してください．

| 問 1-1 | 個人情報保護に関する同意については重要事項説明書に含めてもよい． | 答え |

| 問 1-2 | 契約書の内容については，患者や家族が理解していなくても署名さえしてもらえればよい． | 答え |

| 問 1-3 | 居宅療養管理指導費を算定するためには医師からの訪問指示が必須である． | 答え |

| 問 1-4 | 契約書と重要事項説明書は，居宅療養管理指導（介護保険）を利用する場合に必須である． | 答え |

| 問 1-5 | 在宅介入時，退院カンファレンス型では現地での参加が難しい場合，オンラインで開催されることもある． | 答え |

| 問 1-6 | 在宅患者訪問薬剤管理指導料は，患者が通院不可であることが要件となっているため，医師による訪問診療が必須である． | 答え |

| 問 1-7 | 独歩で通院できる者でも，医師の指示と患者の同意があれば在宅患者訪問薬剤管理指導料を算定することができる． | 答え |

| 問 1-8 | 居宅療養管理指導費では，患者と薬局の間の距離制限はない． | 答え |

| 問 1-9 | 在宅介入の4パターンのうち医師の指示型では，患者の希望によらず医療機関が薬局を選択する． | 答え |

| 問 1-10 | 薬の管理方法は，すべての患者に対して一包化して日付を印字し，カレンダーまたはお薬BOXで管理すべきである． | 答え |

▶解答・解説は p.175

Break Time　第1章のふり返り

　第1章では在宅医療の導入をテーマとして物語が始まりました．いろははこれまで「医師の指示型」の在宅医療開始が当たり前と思っており，「薬局提案型」という概念はありませんでした．タイガー薬剤師が外来のかかりつけであった患者（丸山トキ）に対して在宅医療を提案するところを目の当たりにして，さまざまなパターンがあることを知りました．そして薬局提案型はこれから在宅医療を始める方にとって最もお勧めであることも知り，納得しています．患者の自宅では，個々の能力に合わせた管理方法の提案や生活を見ることも重要であることを学びました．制度の説明と契約について実際に説明する場面では制度を十分に理解しておくことが重要であることを再認識しています．

　続く第2章では在宅医療導入の準備段階がテーマとなり，物語はさらに展開されていきます．第1章ではその1つとして契約書と重要事項説明書の説明について触れましたが，多職種への連絡や在宅導入前に必要な計画の策定，算定可能な加算についてもみていきます．

　引っ込み思案ないろはの成長にも少し注目してください．

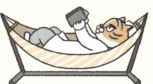

第2章

訪問準備

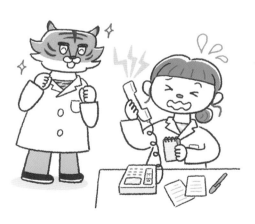

第2章では，訪問指導を実施する前に必要な連絡や書類作成等を行います．
このパートでは，「訪問指示」，「介護保険制度」，「在宅移行初期管理料」，
「薬学管理計画（計画書）」について解説します．

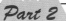

Part 2

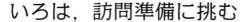

いろは,訪問準備に挑む

　トキさんの家から帰ってきたタイガーさんと私は,さっそく医師とケアマネジャーに連絡することにした.
「どちらからでもいいけど,まずはケアマネジャーさんに連絡しようか.なか介護支援事業所の中島さんだったね.ここは初めて連携するところだな」
　タイガーさんはこの町のケアマネジャーはだいたい把握しているが,今回は別の市にある事業所だった.
「よし,いろはさん! やってみよう!」
(出たー!!)私は心の中で叫んだ.
「何度か連絡しているところは見たよね」
「は,はい.でも連絡はしたことないんです……」
「きっと大丈夫! これまで見てきたことと学んだことで大体いけるから,やってみよう」
「わかりました…….えっと,まずは居宅療養管理指導に入ることになったことを伝えればいいですよね.そして,計画書と報告書を送ること……」
「そう,バッチリ! あとはサービス担当者会議があったら呼んでもらうように伝えておこう.ケアマネジャーさんによっては気を遣って呼ばないなんてこともあるからね」
　私は話すことをメモに書いて電話をかけた.

『はい,なか介護支援事業所です』
「お,お世話になります.アウトドア薬局の石川と申します.ケアマネジャーのにゃ,中島様をお願いできますか?」
　緊張して,かんでしまった.
『はい,中島ですね.少々お待ちください』

『お電話代わりました．中島です』

　ハキハキとした元気な声の女性だ．

「お世話になります．アウトドア薬局の石川と申します．丸山トキさんのご担当ではお間違いないでしょうか？」

『お世話になります．はい，そうです．私が丸山さんの担当です』

「ご本人からの希望もあって，薬局から居宅療養管理指導に入ることになりました」

『ちょっと待って！　もう限度額いっぱいいっぱいなのでこれ以上サービスを追加できませんよ！　何とかしておさまるように組んでるんです．薬局の訪問を入れられるほど残ってないです！』

「え！？　限度額いっぱいですか．ちょ，ちょっとお待ちください」

　慌てて私は一旦電話を保留にしてタイガーさんに聞いた．

「限度額いっぱいって言われちゃいました！　どうしましょう……」

　タイガーさんにすぐに答えた．

「居宅療養管理指導費は介護保険の限度額の枠外だよ．その基準に含まれないから，他のサービスに影響しないことを伝えたら大丈夫」

「そうでした！　すっかり忘れてました……」

　私は以前タイガーさんに教えてもらっていたことを思い出した．そしてすぐに電話に戻った．

「お待たせしました．居宅療養管理指導は介護保険の基準額の枠外なので，他のサービスには影響しないはずです」

『あぁ，そうでしたね！　すみません！　ではよろしくお願いします』

　中島さんも知っていたみたいだった．

「こちらこそ，よろしくお願いします！　今後，計画書と報告書をお送りしますね．FAX でよいでしょうか？」

『はい，FAX でお願いします．こちらもケアプランを送りますね』

「あ……あと，今後サービス担当者会議があったら呼んでもらえますか？」

『わかりました．ちょうど開催する予定があったんです．ちょっとお待ちくださいね．……来週の月曜 10 時から，丸山さんの自宅で行います』

「ありがとうございます．それでは参加させてもらいます．よろしくお願いいたします」

第2章　訪問準備

　そう言って電話を切った.

「はぁ……緊張した……. 枠外のことを聞かれるなんて思っていませんでした」
　私にはまだ早かった. そう思った. タイガーさんは笑いながら横で見ていた.
「枠外のことは最近あまり言われることなかったんだけどね. でも大丈夫だった
よ！ バッチリ！ 次は主治医から指示をもらわないとだね. これもいろはさん……」
「無理です！」
　私はケアマネジャーへの連絡ですでに心が折れかけている. 医師に指示をもら
うところは見たこともないし, これはできないと思った.
「そっかぁ. まぁ見たこともないもんね. 今回は僕がするから次は自分がするつ
もりで見ていてね」
　いつもなら無理矢理でもさせてくるのに, 今回はタイガーさんがしてくれるこ
とになった. タイガーさんは電話をかけた. 私がやり取りを聞けるようにスピー
カーフォンにしてくれた.

『ルルル……はい, うち病院です』
「お世話になっております. アウトドア薬局の丸一と申します. 内科の内山先生
はいらっしゃいますでしょうか」
『はい, おつなぎしますので少々お待ちください』
「お願いいたします」

『はい, 内山です』
「お世話になっております, アウトドア薬局の丸一と申します. 本日は丸山トキ
様の件で連絡いたしました」
『お世話になっております. 丸山トキさんですね. どうされました？』
「丸山様ですが, 退院してから薬局に来るのが大変なので, 訪問指導することと
なりました. また, 自宅に伺った際に飲み忘れることがあると本人が話されてい
たので, 一包化したほうがよいかと思います. そのため訪問指示と一包化指示を
いただきたいのですが, よろしいでしょうか」

58

『そうなんですね．わかりましたよ．HbA1c が 8％以上と高いのでしっかり飲んでもらうようにお願いします．一包化指示については今後処方せんの備考欄にコメントを入れておきます．あと，訪問指示ってどうしたらいいですか？ 出したことないです』

「ありがとうございます．訪問指示も一包化指示と同様に，処方せんの備考欄に『訪問指示』と記載してもらうだけで十分です」

『わかりましたよ．次からコメントを入れておきます』

「今後，計画書と報告書を FAX でお送りします．今後ともよろしくお願いいたします」

『よろしくお願いします』

タイガーさんはあっさりと電話を終わらせた．私は汗をかきながら必死だったのに．私は気になったことを聞いた．

「訪問指示って処方せんの備考欄でいいんですか？ 在宅医の先生は指示書でくれますけど，ああいうのって必要じゃないんですか？」

「訪問指示書があると助かるよね．それまでの治療経過とか書かれているし，指導する際にはとても参考になる．でも訪問指示という点では，処方せんの備考欄のほうが優れているんだ」

「えっ，備考欄のほうがいいんですか？」

「そうだよ．まず，訪問指示は文書で出すことが必要とされているから口頭指示だけではダメなんだ．そして文書には**指示期間の記載**が必須とされていて，その**期間は 6 ヵ月以内**と決められているんだ．だから指示書は少なくとも半年に 1 回は出してもらわないといけないんだ．ただし，処方せんへの記載の場合で 1 ヵ月以内の訪問指示であれば，特別に指示期間の記載は不要とされているんだよ」

タイガーさんはそう言って，通知を見せてくれた（**表 2-1，2**）．

「本当だ．これなら半年に 1 回文書を出すより簡単ですね」

「そう，処方せんの備考欄への記載なら医療機関側の負担も少ないんだ．だから基本的にはこれを勧めているよ」

説明が一段落したところで薬を作り直すことにした．これはもちろん私がする仕事だ．

第 2 章　訪問準備

表 2-1　訪問指示の形式と指示期間（医療保険）

問 37　在宅患者訪問薬剤管理指導における医師の指示は，どのような方法で行えばよいか．
（答）
医師による訪問の指示については，診療状況を示す文書，処方箋等（電子メール，FAX 等によるものを含む．以下「文書等」という．）に，「要訪問」「訪問指導を行うこと」等の指示を行った旨が分かる内容及び処方日数を記載することにより行われる必要がある．ただし，処方日数については，処方から 1 か月以内の訪問を指示する場合は記載されている必要はなく，緊急やむを得ない場合においては，後日文書等により処方日数が示されていればよい．

(厚生労働省保険局医療課：令和 4 年診療報酬改定　疑義解釈資料の送付について(その 1)【令和 4 年 3 月 31 日】より)

表 2-2　訪問指示の形式と指示期間（介護保険）

〇医師又は歯科医師の指示
問 3　居宅療養管理指導における医師又は歯科医師の指示は，どのような方法で行えばよいか．
（答）
・指示を行うにあたっては，当該居宅療養管理指導に係る指示を行う医師又は歯科医師と同じ居宅療養管理指導事業所に勤務する者に指示する場合や緊急等やむを得ない場合を除き，診療状況を示す文書，処方箋等（メール，FAX 等でも可）（以下「文書等」という．）に，「訪問」「訪問指導を行うこと」等，指示を行った旨がわかる内容及び指示期間（6 月以内に限る.）を記載すること．ただし，指示期間については，1 か月以内(薬剤師への指示の場合は処方日数(当該処方のうち最も長いもの)又は1 か月のうち長い方の期間以内)の指示を行う場合は記載不要であり，緊急等やむを得ない場合は後日指示期間を文書等により示すこと．
・なお，医師又は歯科医師の指示がない場合は算定できないことに留意すること．
※　平成 18 年 4 月改定関係 Q&A (Vol.1)（平成 18 年 3 月 22 日）問 8 は削除する．

(厚生労働省老健局　老人保健課，高齢者支援課，認知症施策・地域介護推進課：令和 3 年度介護報酬改定に関する Q&A (Vol.5)（令和 3 年 4 月 9 日)より)

　残っている薬剤を計数し，整形外科の処方と合わせて一包化する．残薬と今回の処方を合わせると，16 日分作れることになった．次回の受診日は 14 日後なので 2 日分多くなる．バラバラに残っている分と合わせて調整できるように報告しよう．
「14 日分になるように残薬調整しますね」

「あ,ちょうどにしないほうがいいよ!」

「えっ,そうなんですか?」

「在宅の場合にに数日分余裕を持っておくといいんだよ.受診した当日に薬剤師が訪問しない場合もあるし,例えば都合が悪くなって予定通りに受診できなくなった場合にも,数日分余裕があれば別の日に受診することもできるよね」

「あー,確かに他の患者さんでもちょうどの日数で調整する人はほとんどいませんね!」

「そういうことだよ.ということで,さっきトキさんの家に置いてきた明日の分と合わせると17日分作れるね.次回受診日から3日分あるからちょうどいいね.半端になっている分だけ調整しよう.今回の処方の疑義照会でもいいけど,明日訪問した際の報告書と一緒に次回調整してもらうようにしようか」

「そうそう.じゃあ問題ね.今日したこと,これからすることも含めて算定できる指導料や加算はあるかな?」

急に質問されて私は戸惑いながら答えた.

「えっと……訪問したので居宅療養管理指導費ですかね.あ! 外来服薬支援料1[*]も算定できるんじゃないですか? カレンダーを使った薬の管理方法について提案したので」

「残念だけど,外来服薬支援料1と居宅療養管理指導費は今日は算定できないね.まず,外来服薬支援料1は今回支援した内容では算定できそうだけど,在宅患者には算定できないんだ.このまま外来患者として来てくれて,支援していたなら算定できたね.居宅療養管理指導費はまだ医師からの指示をもらってなかったし,計画書も作成していないからね.明日行くときに算定できるようにこれから計画書を準備しよう」

「えっ,訪問したのにダメなんですね」

「他に算定できるものはないかな?」

---

[*] 外来服薬支援料1:一包化やお薬カレンダーの活用によって,患者が日々の服薬管理をしやすいように支援した場合に算定.

第2章　訪問準備

「まだありますか……？」

「在宅移行初期管理料が算定できそうだね．これは，これから在宅訪問することになる患者さんに対して，訪問指導を開始する前に服薬支援を行った場合に算定できるものだからね」

「あ，そうか．その管理料も算定できるんですね」

「令和6年度の調剤報酬改定で新設されたんだよ．これまでの薬局の在宅医療における取り組みが評価されて，点数を算定できるようになったし，しっかり算定しよう！」

　調剤報酬とは，保険薬局が患者に診療サービスを行うことで得られる報酬のことだ．それは2年に一度，患者によりよいサービスを提供するために改定として見直されている．近年，在宅医療に関する評価が高くなっており，在宅移行初期管理料の新設もその一つだ．

「よし，それじゃあ次は何をしないといけないかな？」

「えーと……計画書ですね！」

「そう！薬学的管理指導計画を立てよう．これをもとに訪問指導を行った場合に，居宅療養管理指導費を算定することができるんだ」

「計画書は薬歴システムで作成できますよね．書かなきゃいけないことって決まっているんですか？」

「そうそう，最近は電子薬歴ならシステムの中で作れるから簡単だよね．記載しなければいけないことを確認しておこう」

　タイガーさんはホワイトボードに書き出した．

「記載しなければならないことは『実施すべき指導の内容』，『患家への訪問回数』，『訪問間隔』の3つ．だけど疾患名も書いておくのがいいんだよ」

「疾患名は決められてないのに書くんですか？」

「そう．これは臨時処方の際に算定の判断に必要になるんだ．在宅患者緊急訪問薬剤管理指導料は1と2があるよね．それらの違いは覚えている？」

「え，何でしたっけ？」

　私は聞いたことがあったけど思い出せなかった．

「1の500点は計画的な訪問に基づく疾患の急変に伴う緊急訪問，2の200点は

62

Part 2　いろは，訪問準備に挑む

それ以外の疾患の急変に伴う緊急訪問！ だから計画書に訪問指導を行う疾患名を記載しておくんだ」

「あぁ，そうでした．聞いたことはありますが，あまり理解できていませんでした．1と2の判断の際に疾患名が役立つんですね」

「その通り！ それじゃあ，トキさんの計画書を作成してみよう」

「はい，やってみます！」

　私は計画書を作成した（**図 2-1**）．

薬学的管理指導計画

作成年月日　令和　××年　6　月　1日

担当薬剤師名　石川　いろは

患者氏名	丸山　トキ	性別	□男　☑女
生年月日	○○年○○月○○日		
患者住所	■■県■■市■■○-○○		
電話番号	○○○-○○○-○○○○		

疾患名

糖尿病，高血圧症，骨粗鬆症

処方薬・他科受診に関する情報

【処方薬】
レパグリニド錠 0.5 mg
シタグリプチン錠 50 mg
メトホルミン塩酸塩錠 500 mg
アムロジピン錠 5 mg

【併用薬】
エルデカルシトールカプセル 0.75 μg

処方医からの情報

HbA1cが8.0%以上あるため，服薬管理を徹底してください．

指導予定内容

服薬管理
糖尿病による低血糖などの副作用確認

患家の訪問予定回数・頻度

週1回　毎週木曜日

処方医と連携する他の保険医

整形外科クリニック　折本 マコト

備　考

図 2-1　薬学的管理指導計画

第2章　訪問準備

「あれ？ トキさんは毎週受診するわけじゃないですよね．処方せんを受け付けた
とき以外でも指導料って算定できるんですか？」

「そう！ 処方せん受付時以外でも訪問指導料は算定できるんだ．そして訪問回数
や頻度は医師の指示ではなく，薬剤師が患者の状態に応じて判断できるんだよ．
もちろん計画した内容は共有しておくことが必要だけどね．それじゃあ，計画書
を医師とケアマネジャーに送付しておいてね．よし，これで訪問の準備はOK！」

「はい，初回ってやらなきゃいけないことが多くて大変ですね……．本人や家族
の家に行って同意をもらって，医師やケアマネジャーへの連絡や計画書の作成，
それに加えて薬の整理もしなければならないし」

「そうだね．これらすべて経験できるのが薬局提案型！ このパターンで一度経験
すれば一通り理解してできるようになるでしょ．医師指示型や多職種提案型は今
回の手順から一部省略できるから，全然問題ないよ」

1 訪問指示

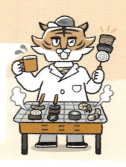

まずは，なぜ訪問指示が必要なのか確認しましょう．訪問指導料の算定要件からみていきます．**表2-3**，**4**で示すように，在宅患者訪問薬剤管理指導料，居宅療養管理指導費ともに，医師または歯科医師の指示に基づくことが前提であることが記載されています．そしてその指示の方法についても明記されており，原則として**文書による指示**とされています（**表2-1**，**2**〈p.60〉）．さらに，文書に**指示期間（最長6ヵ月）の記載が必須**になっています．**ただし，処方せんでの記載であれば指示期間は省略可能であり，その際は処方日数もしくは1ヵ月の期間**と明記されました．

ここまでの情報を踏まえて，最適な指示について考えてみます．考えられる指示の形式は以下の3つが考えられます．

- 口頭指示
- 訪問指示書など文書への記載
- 処方せんの備考欄への記載

口頭指示

前述したように，訪問指導料を算定するためには文書による指示が必須とされています．緊急時を除き，口頭指示だけでは算定不可となります．もし，口頭指示を行った場合は処方せん受付時に疑義照会を行い，指示を受けた旨を処方せん備考欄に薬剤師が記載しておく必要があります．つまり**毎回，疑義照会による指示確認が必要**となってきます．これは薬局側，医療機関側にとっても手間になるので，適切ではないと考えます．

表 2-3　訪問指示（医療保険）

区分 15　在宅患者訪問薬剤管理指導料

1　在宅患者訪問薬剤管理指導料

（1）在宅患者訪問薬剤管理指導料は，在宅での療養を行っている患者であって通院が困難なものに対して，あらかじめ名称，所在地，開設者の氏名及び在宅患者訪問薬剤管理指導（以下「訪問薬剤管理指導」という．）を行う旨を地方厚生（支）局長に届け出た保険薬局の保険薬剤師が，**医師の指示**に基づき，薬学的管理指導計画を策定し，患家を訪問して，薬歴管理，服薬指導，服薬支援，薬剤服用状況，薬剤保管状況及び残薬の有無の確認等の薬学的管理指導を行い，当該指示を行った医師に対して訪問結果について必要な情報提供を文書で行った場合に，在宅患者訪問薬剤管理指導料 1 から 3 まで及び在宅患者オンライン薬剤管理指導料を合わせて月 4 回（末期の悪性腫瘍の患者，注射による麻薬の投与が必要な患者及び中心静脈栄養法の対象患者にあっては，週 2 回かつ月 8 回）に限り算定する．

（厚生労働省：診療報酬の算定方法の一部改正に伴う実施上の留意事項について（通知）【令和 6 年 3 月 5 日保医発 0305 第 4 号】，別添 3　調剤報酬点数表に関する事項．〈https://www.mhlw.go.jp/content/12404000/001293314.pdf〉より）

表 2-4　訪問指示（介護保険）

第 2　居宅サービス単位数表（訪問介護費から通所リハビリテーション費まで及び福祉用具貸与費に係る部分に限る．）に関する事項

6　居宅療養管理指導費

（4）薬剤師が行う居宅療養管理指導について

① 薬局薬剤師が行う居宅療養管理指導については，**医師又は歯科医師の指示**に基づき，薬剤師が薬学的管理指導計画を策定し，また，医療機関の薬剤師が行う場合にあっては，医師又は歯科医師の指示に基づき，利用者の居宅を訪問して，薬歴管理，服薬指導，薬剤服用状況及び薬剤保管状況の確認等の薬学的管理指導を行い，提供した居宅療養管理指導の内容について，利用者又はその家族等に対して積極的に文書等にて提出するよう努め，速やかに記録（薬局薬剤師にあっては，薬剤服用歴の記録，医療機関の薬剤師にあっては，薬剤管理指導記録）を作成するとともに，医師又は歯科医師に報告した上で，ケアマネジャーに対するケアプランの作成等に必要な情報提供を行うこととする．ケアマネジャーへの情報提供がない場合には，算定できないこととなるため留意すること．（後略）

（厚生省老人保健福祉局企画課長：指定居宅サービスに要する費用の額の算定に関する基準（訪問通所サービス，居宅療養管理指導及び福祉用具貸与に係る部分）及び指定居宅介護支援に要する費用の額の算定に関する基準の制定に伴う実施上の留意事項について【平成 12 年 3 月 1 日老企第 36 号】より）

訪問指示書など文書への記載

　訪問指示書は，文書による指示については条件を満たしていますが，注意すべき点がいくつかあるので解説していきます．なお，訪問指示書は患者の**既往歴**，**病状**なども記載された情報提供書を兼ねていることがあるため，**一度は発行してもらうことを推奨します**．

訪問指示書の注意点

▶ 半年に一度は発行してもらう必要がある
▶ 医療機関によっては定型の文書がない場合がある
▶ 大きな医療機関では窓口・文書発行料・依頼者を確認する必要がある

半年に一度発行が必要

　1点目は指示期間（6ヵ月以内）を記載する必要があるということです．つまり最低でも半年ごとに発行してもらう必要があります．

文書の定型

　医療機関の電子カルテやシステム内に定型の文書がある場合が多いですが，ない場合は薬局で準備して持っていき，依頼することもあります．筆者が運営している「アウトドア薬局」ブログ内からダウンロードが可能です．

▼ 訪問指示書のダウンロードはこちらから
https://pharmacyoutdoor.com/houmonshiji/

文書発行の窓口・依頼者・費用

　また，指示書をもらう窓口は医療機関によってさまざまなので，総合病院など大きな医療機関では，地域連携室などに問い合わせて確認します．本人や家族が直接依頼しなければならないこともありますので，その点にも注意が必要です．さらに，文書発行料が患者さんに請求されることがあるので，事前に確認して，了承を得ておきましょう．

処方せんの備考欄への記載

　最後に「処方せんの備考欄への記載」のケースです．**表2-2**（p.60）で示した「令和3年度介護報酬改定に関するQ&A（Vol.5）」に記載されているよう

第 2 章　訪問準備

に，処方せんでの訪問指示の場合は指示期間を省略可能で，処方日数もしくは 1 ヵ月のいずれか長いほうが指示期間としてもよいとなっています．処方せんに記載することは医療機関側にとっても電子カルテシステムでの設定で済むため負担は少ないと考えられます．指示の文言については細かい規定はなく，「訪問指示」というニュアンスがくみ取れるものであれば問題ありません．

処方せんへの訪問指示の記載例

- ▶ 訪問指示
- ▶ 居宅療養管理指導
- ▶ 訪問薬剤指導をお願いします
- ▶ 居宅訪問

2 介護保険制度

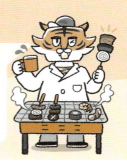

　公的介護保険制度は，40歳以上の人を被保険者として保険料を徴収し，審査により要支援・要介護と認定された人に対して介護保険サービスを給付する制度です．被保険者は，65歳以上の第1号被保険者と，40歳以上65歳未満の第2号被保険者に分かれており，要支援・要介護認定を受けた第1号被保険者と，要支援・要介護認定を受け，「**特定疾病**」(**表2-5**)を有する第2号被保険者が介護保険サービスの給付対象となります．

　第1号被保険者の自己負担割合は1～3割となります(**表2-6**)．

表2-5　特定疾病

① がん(医師が医学的知見に基づき回復の見込みがない状態に至ったと判断したものに限る)
② 関節リウマチ
③ 筋萎縮性側索硬化症
④ 後縦靱帯骨化症
⑤ 骨折を伴う骨粗鬆症
⑥ 初老期における認知症
⑦ 進行性核上性麻痺，大脳皮質基底核変性症及びパーキンソン病(パーキンソン病関連疾患)
⑧ 脊髄小脳変性症
⑨ 脊柱管狭窄症
⑩ 早老症
⑪ 多系統萎縮症
⑫ 糖尿病性神経障害，糖尿病性腎症及び糖尿病性網膜症
⑬ 脳血管疾患
⑭ 閉塞性動脈硬化症
⑮ 慢性閉塞性肺疾患
⑯ 両側の膝関節又は股関節に著しい変形を伴う変形性関節症

表2-6　介護保険の被保険者

	第1号被保険者	第2号被保険者
対象者	65歳以上	40歳以上65歳未満
受給要件	原因を問わず 要支援・要介護状態になった場合	**特定疾病**が原因で 要支援・要介護状態になった場合
自己負担割合	所得に応じて1～3割	1割

第2章 訪問準備

第2号被保険者は所得によらず1割負担となります.

　介護保険サービスには，比較的重度の要介護1〜5の人向けの介護給付と，比較的軽度の要支援1・2の人向けの予防給付があります．介護給付である居宅療養管理指導を利用できるのは要介護1〜5の人であり，要支援者に対しては，予防給付である介護予防居宅療養管理指導費となります．サービス内容や単位数は同一ですが，各給付に居宅や施設，地域密着型などのサービスがあり，呼び方が異なります．ケアマネジャーが利用者の心身状況を把握して作るケアプランに基づき給付されます.

区分支給限度基準額

　各要支援・要介護度に応じて，介護サービスの給付上「区分支給限度基準額」が設定されています（**表2-7**）．重度の被保険者が手厚いサービスを受けることができるように，介護度が上がるごとに自己負担額の上限額も上がっています．要支援・要介護度別に区分支給限度基準額を設定することで，そ

表2-7 区分支給限度基準額

区　分	区分支給限度 基準額（単位）	自己負担割合 1割の場合（円）	自己負担割合 2割の場合（円）	自己負担割合 3割の場合（円）
要支援1	5,032	5,032	10,064	15,096
要支援2	10,531	10,531	21,062	31,593
要介護1	16,765	16,765	33,530	50,295
要介護2	19,705	19,705	39,410	59,115
要介護3	27,048	27,048	54,096	81,144
要介護4	30,938	30,938	61,876	92,814
要介護5	36,217	36,217	72,434	108,651

要支援・要介護度ごとに設定されている区分支給限度額と，自己負担が1〜3割だった場合の自己負担額の一覧.
1単位当たり10円として計算した場合.

2 介護保険制度

の範囲内でサービスの選択を可能とする仕組みとなっています.

　各サービスでは,サービス提供者に払われる介護報酬の単位数が,利用時間などに応じて設定されています.利用者が1ヵ月間に受けたサービスの単位数を合計した額が区分支給限度基準額を超えると,その分は利用者の**全額自己負担**となります.ただし,次のように一部のサービスには適用されません.その中の1つとして,薬剤師が行う**居宅療養管理指導**が挙げられます.

区分支給限度基準額に含まれないサービス

- **居宅療養管理指導**
- 特定施設入所者生活介護(外部サービス利用型を除く)(短期利用を除く)
- 認知症対応型共同生活介護(短期利用を除く)
- 地域密着型特定施設入居者生活介護(短期利用を除く)
- 地域密着型介護老人福祉施設入所者生活介護
- 介護老人福祉施設(特別養護老人ホーム)
- 介護老人保健施設
- 介護療養型医療施設

介護保険被保険者証(介護保険証)

　介護保険被保険者証(介護保険証)は65歳以上の第1号被保険者全員に交付されます.また,40歳から64歳までの第2号被保険者には,要支援・要介護認定を受けた場合に交付されます.第1号被保険者では介護保険証を持っているだけでは介護サービスを利用することはできず,要支援・要介護認定を受けた方が介護サービスを利用できる対象となります.

　介護保険証に記載されている内容について**図 2-2**にまとめました.このうち,「A 被保険者番号」,「E 要介護状態区分」と「G 有効期間」はレセコンに入力する必要があります.要介護状態区分と有効期間は変更されるので,こまめに確認するようにしましょう.**図 1-4**(p.23)のように,L欄には居宅サービスを計画した事業所,つまりケアマネジャーの事業所が記載されているので,利用者本人が事業所を把握していないときなどに参照しましょう.

第 2 章　訪問準備

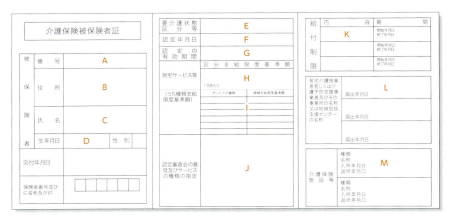

図 2-2　介護保険被保険者証

A：介護保険の被保険者番号（10 桁）
B：住　所
C：氏　名
D：生年月日
E：要介護状態区分等（要支援 1・2，要介護 1 ～ 5 または事業対象者）
　＊要介護認定等がない方は空欄
F：市町村が認定を行った年月日
G：認定結果等の有効期間
H：要介護度に応じた 1 ヵ月分の支給限度基準額
I：サービスの種類ごとに支給限度基準額を設ける場合に記載
J：必要により，介護認定審査会からの意見を記載．サービスの種類の指定が行われたときは，利用できるサービスは，指定されたサービスに限定
K：保険料の滞納により，給付制限を受けている場合に記載
L：居宅サービス計画もしくは介護予防サービス・支援計画の作成を依頼する事業所名など
　＊計画を自分で作成した場合，「自己作成」と記載
M：施設サービスを利用するとき，介護保険施設などで施設の種類や名称，入退所年月日を記載

介護保険負担割合証（負担割合証）

　介護保険証と一緒に確認しなければならないのが**介護保険負担割合証**（負担割合証）です（**図 2-3**）．介護保険サービスを利用した場合，介護事業者に支払う費用（自己負担分）は 1 ～ 3 割と定められています．介護保険の負担割合は「合計所得金額」と「65 歳以上の方の世帯人数」によって決定されます．多くの方が 1 割負担であることが多いですが，所得によって 2 割や 3 割の方もおられます．介護保険負担割合証は**毎年 7 月下旬に自動更新**で各市町村から郵送で交付されます．**要介護認定の有効期間と異なる**ため，負

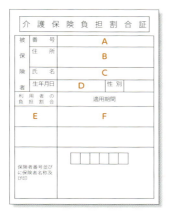

図 2-3　介護保険負担割合証
A：介護保険の被保険者番号（10桁）
B：住　所
C：氏　名
D：生年月日
E：利用者の負担割合（1割・2割・3割）
F：負担割合の適用期間

担割合証については毎年必ず確認しましょう．負担割合についてもレセコンに入力しなければなりません．

3 在宅移行初期管理料

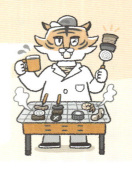

在宅移行初期管理料は令和6年度調剤報酬改定で新設された管理料です（**表2-8**）．在宅訪問開始となる前に，残薬や退院時処方薬の確認，服薬管理方法の提案などを行うことが多いですが，改定前までは特に算定できる管理料や加算はありませんでした．

算定する上で，対象者やタイミングに注意が必要なので解説していきます．

表2-8 在宅移行初期管理料

概要（調剤報酬点数表）
区分15の8 在宅移行初期管理料 230点
注1 在宅療養へ移行が予定されている患者であって通院が困難なもののうち，服薬管理に係る支援が必要なものに対して，当該患者の訪問薬剤管理指導を担う保険薬局として当該患者が指定する保険薬局の保険薬剤師が，当該患者の同意を得て，当該患者の在宅療養を担う保険医療機関等と連携して，在宅療養を開始するに当たり必要な薬学的管理及び指導を行った場合に，当該患者において区分番号15に掲げる在宅患者訪問薬剤管理指導料の1その他厚生労働大臣が定める費用を算定した初回算定日の属する月に1回に限り算定する．ただし，在宅移行初期管理料を算定した日には，区分番号14の2に掲げる外来服薬支援料1は算定できない．なお，区分番号00に掲げる調剤基本料の注2に規定する別に厚生労働大臣が定める保険薬局においては，算定できない．
2 在宅移行初期管理に要した交通費は，患家の負担とする．

（厚生労働省：診療報酬の算定方法の一部を改正する告示【令和6年厚生労働省告示第57号】，別表第三 調剤報酬点数表．〈https://www.mhlw.go.jp/content/12404000/001218733.pdf〉より）

補足（調剤報酬点数表に関する事項）
区分15の8 在宅移行初期管理料
（1）在宅移行初期管理料は，在宅での療養に移行する予定の服薬管理に係る支援が必要な患者に対して，計画的な訪問薬剤管理指導を実施する前に，保険薬剤師が患家を訪問して，当該患者の在宅療養を担う保険医療機関等の多職種と連携しながら，退院時の処方内容を踏まえた薬剤の調整，残薬の整理，適切な服薬方法の提案等の必要な薬学的管理及び指導を行うことを評価するものである．
（2）在宅移行初期管理料は，以下のア及びイを満たす患者のうち，薬学的管理の観点

3　在宅移行初期管理料

表 2-8　在宅移行初期管理料（続き）

　　　から保険薬剤師が患家を訪問して特に重点的な服薬支援の行う必要性があると判断したものを対象とする．

　ア　認知症患者，精神障害者である患者など自己による服薬管理が困難な患者，児童福祉法第 56 条の 6 第 2 項に規定する障害児である 18 歳未満の患者，6 歳未満の乳幼児，末期のがん患者及び注射による麻薬の投与が必要な患者．

　イ　在宅患者訪問薬剤管理指導料（単一建物診療患者が 1 人の場合に限る．），居宅療養管理指導費及び介護予防居宅療養管理指導費（いずれも保険薬局の保険薬剤師が行う場合に限り，単一建物居住者が 1 人の場合に限る．）に係る医師の指示のある患者．

（3）（2）のイの場合においては，「15」在宅患者訪問薬剤管理指導料の 1 の（2）及び（12）における単一建物診療患者の取扱いに準ずること．

（4）必要な薬学的管理及び指導として，薬物療法に係る円滑な在宅療養への移行及び在宅療養の継続の観点から，以下に掲げる業務を実施すること．

　ア　患者及びその家族等から，服薬状況，居住環境，家族関係等の薬学的管理に必要な情報を収集すること．

　イ　患家における残薬の確認及び整理並びに服薬管理方法の検討及び調整を行うこと．

　ウ　日常の服薬管理を適切に行うことができるよう，ポリファーマシーへの対応や服用回数を減らすための観点も踏まえ，必要に応じて医師等と使用する薬剤の内容を調整すること．

　エ　在宅での療養に必要な情報を当該患者の在宅療養を担う保険医療機関等の多職種と共有すること．

　オ　退院直後の患者の場合は，入院していた医療機関と連携し，入院中の処方内容に関する情報や，患者の退院に際して実施された指導の内容などに関する情報提供文書を活用した服薬支援を実施することが望ましい．

（5）実施した薬学的管理及び指導の内容等について薬剤服用歴等に記載し，必要に応じて，薬学的管理指導計画書を作成・見直しすること．また，当該患者の在宅療養を担う保険医療機関の医師及び居宅介護支援事業者の介護支援専門員に対して必要な情報提供を文書で行うこと．なお，この場合の文書での情報提供については，服薬情報等提供料を別途算定できない．

（6）在宅移行初期管理料は，計画的な訪問薬剤管理指導を実施する前であって別の日に患家を訪問して（4）に掲げる業務を実施した場合に算定する．なお，この場合に実施した服薬管理の支援等については，外来服薬支援料 1 を別途算定できない．

（7）在宅移行初期管理料は，当該患者において在宅患者訪問薬剤管理指導料（単一建物診療患者が 1 人の場合に限る．），居宅療養管理指導費及び介護予防居宅療養管理指導費（いずれも保険薬局の保険薬剤師が行う場合に限り，単一建物居住者が 1 人の場合に限る．）の算定した初回算定日の属する月に 1 回に限り算定する．

（8）在宅移行初期管理料に係る業務について，「15」に掲げる在宅患者訪問薬剤管理指導料の 1 の（4）に規定する在宅協力薬局が実施した場合は算定できない．

（9）（6）に掲げる訪問を実施した日付について，調剤報酬明細書の摘要欄に記載すること．

（10）「注 2」に規定する交通費は実費とする．

（11）在宅移行初期管理料は，特別調剤基本料 B を算定している保険薬局は算定できない．

（厚生労働省：診療報酬の算定方法の一部改正に伴う実施上の留意事項について（通知）【令和 6 年 3 月 5 日保医発 0305 第 4 号】，別添 3　調剤報酬点数表に関する事項．〈https://www.mhlw.go.jp/content/12404000/001293314.pdf〉より）

第 2 章　訪問準備

算定要件のポイント

在宅移行初期管理料算定のポイント

▶ 在宅療養を予定している患者に対して，訪問指導料の初回算定月にのみ算定可能

▶ 単一建物人数は「1 人」の場合のみ算定可能

▶ 計画的な訪問指導を実施する前であって，別の日に該当する業務を実施した場合に算定

▶ 薬剤師が訪問して特に重点的な服薬支援を行う必要性があると判断した場合

▶ 実施した内容を薬歴に記載し，計画書を作成し，医師・ケアマネジャーに報告

　重要なところは「1 回きりの算定」である点と「個人在宅」のみが対象となる点です．初月に取り逃がしたら，二度と算定できません．訪問指導を行っていた患者が入院して，再度在宅に復帰することになった場合についても算定不可であることが疑義解釈でも示されています（**表 2-9**）．

　また，有料老人ホームなどで，単一建物居住者 2 ～ 9 人，10 人以上の点数を算定する場合についても対象外となります．ただし，施設の入居者であっても単一建物居住者 1 人の点数で算定する場合もあるので，その際には「在宅移行初期管理料」は算定可能です（施設人数の数え方や訪問指導料算

表 2-9　在宅患者が入院し，再度在宅開始となる場合

問 24　訪問薬剤管理指導を実施している在宅での療養を行っている患者が入院した場合であって，退院後に再び在宅療養を継続する場合に，在宅移行初期管理料を算定できるか．
（答）
算定不可．本管理料は在宅での療養に移行する予定の患者であって計画的な訪問薬剤管理指導を実施する前の段階における薬学的管理及び指導に対する評価であり，入院前に訪問薬剤管理指導を実施していた場合など，すでに在宅療養における環境が整っている患者においては，本管理料の対象とならない．

（厚生労働省保険局医療課：令和 6 年度調剤報酬改定　疑義解釈資料の送付について(その 1)【令和 6 年 3 月 28 日事務連絡】．〈https://www.mhlw.go.jp/content/12404000/001237675.pdf〉より）

3 在宅移行初期管理料

定可能な施設については第4章で解説します）．実施した内容は医師やケアマネジャーに情報提供しますが，服薬情報等提供料＊との同時算定，外来服薬支援料1との同月算定は不可であることに注意が必要です．

　さらに，**計画的な訪問指導を実施する前の別の日**に該当する業務を実施した場合に限られます．訪問指導と同日の場合は算定できません．今回のストーリーでは，外来で来ていたトキさんの家を訪問して一包化やカレンダーを導入し，必要な支援を行いました．そして，その翌日から計画的な訪問指導開始としているため，在宅移行初期管理料は算定可能です（**図2-4**）．実際に在宅移行初期管理料を算定する場合には，居宅療養管理指導費を初めて算定した日に一緒に算定することになります．

対象患者

対象患者は次のように規定されています．

- 認知症患者，精神疾患患者など，自己での服薬管理が困難な患者
- 18歳未満の障害児
- 6歳未満の小児
- 末期のがん患者
- 注射による麻薬の投与が必要な患者

6/1（水）	6/2（木）
• 訪問して残薬確認 • 服薬管理 　（一包化，お薬カレンダー導入）	• 定期訪問指導の実施 居宅療養管理指導費 在宅移行初期管理料

図2-4　在宅移行初期管理料算定のタイミング

＊　服薬情報等提供料1：医療機関からの求めがあった場合に，患者の同意を得た上で，文書等によって服薬状況等の情報提供を行った際に算定．
　服薬情報等提供料2：薬剤師が必要性を認めた場合に，保険医療機関，リフィル処方せんの処方医，またはケアマネジャーに対し，患者の同意を得た上で，文書等によって服薬状況等の情報提供を行った際に算定．

第 2 章　訪問準備

　疾患や年齢により**自己での服薬管理が困難な患者**が対象となるので，ほとんどの場合で適用されると考えられます．ただし，薬歴には「特に重点的な服薬支援を行う必要性があると判断」という点についても記載する必要する必要はあります．

4 薬学的管理指導計画（計画書）

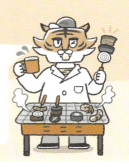

　在宅訪問指導を行う際，指導料を算定する上で必須となっているのが薬学的管理指導計画（計画書）です．計画書がなぜ必要なのか，何を記載すればよいのか解説します．

　まずは計画書がなぜ必要なのかを確認していきましょう．在宅患者訪問薬剤管理指導料の算定要件からみてみます（**表 2-10**）．在宅患者訪問薬剤管理指導料を算定するためには，事前に計画書を作成しておく必要があります．そして作成した計画書は関係職種と共有しておくことが必要とされています．

表 2-10　薬学的管理指導計画

区分 15　在宅患者訪問薬剤管理指導料
1　在宅患者訪問薬剤管理指導料
（5）薬学的管理指導計画
　ア　「薬学的管理指導計画」は，処方医から提供された診療状況を示す文書等に基づき，又は必要に応じ，処方医と相談するとともに，他の医療関係職種（歯科訪問診療を実施している保険医療機関の保険医である歯科医師等及び訪問看護ステーションの看護師等）との間で情報を共有しながら，患者の心身の特性及び処方薬剤を踏まえ策定されるものであり，薬剤の管理方法，薬剤特性（薬物動態，副作用，相互作用等）を確認した上，実施すべき指導の内容，患家への訪問回数，訪問間隔等を記載する．
　イ　策定した薬学的管理指導計画書は，薬剤服用歴等に添付する等の方法により保存する．
　ウ　薬学的管理指導計画は，原則として，患家を訪問する前に策定する．
　エ　訪問後，必要に応じ新たに得られた患者の情報を踏まえ計画の見直しを行う．
　オ　薬学的管理指導計画は少なくとも 1 月に 1 回は見直しを行うほか，処方薬剤の変更があった場合及び他職種から情報提供を受けた場合にも適宜見直しを行う．

（厚生労働省：診療報酬の算定方法の一部改正に伴う実施上の留意事項について（通知）【令和 6 年 3 月 5 日保医発 0305 第 4 号】，別添 3　調剤報酬点数表に関する事項．〈https://www.mhlw.go.jp/content/12404000/001293314.pdf〉より）

第 2 章　訪問準備

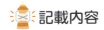

記載内容

記載内容は以下の通りです．それぞれについて，具体的にみていきましょう．

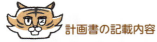

- ▶ 実施すべき指導の内容
- ▶ 患家への訪問回数
- ▶ 患家への訪問間隔
- ▶ 在宅療養を担う保険医療機関の保険医と連携する他の保険医
- ▶ 疾患名（推奨）

「実施すべき指導の内容」，「患家への訪問回数」，「訪問間隔」については算定要件で必要と記載されているものになります．

実施すべき指導の内容

実施すべき指導の内容は患者の心身の状態であったり，処方されている薬剤について，動態や副作用，相互作用などを考慮して，管理方法などを検討します．このような情報はサービス担当者会議（「3-1 サービス担当者会議」p.108 で解説）に参加することで共有することが可能なので，機会があれば積極的に参加しましょう．

患家への訪問回数・訪問間隔

訪問の頻度というと，処方せん発行ごとと考えることが多いかもしれませんが，それ以外での訪問も認められています．例えば，28 日分の処方が出ているが服薬管理状況が悪く，週に 1 度薬剤師が訪問して服薬カレンダーでの服薬管理が必要な場合，7 日ごとに訪問し指導料を算定することが可能です．さらにこの訪問回数や訪問間隔は医師からの指示ではなく，薬剤師の判断で行うことができます．ただし，計画書には記載し，医師やケアマネジャーを含む関係職種に共有して，了承を得ておくことは必要です．訪問予定日を記載しておくことで，処方が出た際に計画的な訪問か臨時（緊急）の訪問なのか判断することもできます．

在宅療養を担う保険医療機関の保険医と連携する他の保険医

「在宅療養を担う保険医療機関の保険医と連携する他の保険医」について

は，そのような医師がいる場合は記載しておきましょう．記載しておくことで，連携している医師の処方せんを受け付けた場合においても在宅患者緊急訪問薬剤管理指導料を算定することができます．

疾患名

最後に疾患名の記載です．必須とされている項目ではありませんが，強く推奨します．その理由は「在宅患者緊急訪問薬剤管理指導料1・2」を判断するためです．

この指導料については「3-3 在宅患者緊急訪問薬剤管理指導料」(p.115)で詳細に解説しますが，計画書が在宅患者緊急訪問薬剤管理指導料1と2の判断基準となります．

- 在宅患者緊急訪問薬剤管理指導料1
  →計画的な訪問薬剤管理指導に係る疾患の急変に伴うもの
- 在宅患者緊急訪問薬剤管理指導料2
  → 1以外の場合

上記のように，対象疾患かどうかで点数が異なります．そのため，計画書には訪問指導にかかわる疾患名を記載しておくことで，計画外の日に臨時処方が出た際に，どちらの点数を算定するのか迅速に判断することができます．このような理由から，本書では計画書に疾患名を記載しておくことを強く推奨しています．

作成するタイミング

計画書を作成するタイミングは以下のようになります．

- 患家を訪問する前に策定
- 少なくとも1ヵ月に1回は見直し
- 訪問後，必要に応じて計画の見直し
- 処方薬剤の変更があった場合
- 他職種から情報提供を受けた場合

原則，患家を訪問する前に策定します．計画書なくして「在宅患者訪問薬

第 2 章　訪問準備

剤管理指導料」や「居宅療養管理指導費」は算定できません.

　その後は必要に応じて変更しますが, 1ヵ月に1度は見直しを行うことが必須となります. ほとんどの場合は1ヵ月に1回以上訪問するので, 訪問の都度見直すのがよいでしょう.

文 献

1) 厚生労働省老健局　老人保健課, 高齢者支援課, 認知症施策・地域介護推進課 : 令和3年度介護報酬改定に関するQ&A（Vol.5）（令和3年4月9日）.

2) 厚生労働省 : 診療報酬の算定方法の一部改正に伴う実施上の留意事項について（通知）【令和6年3月5日保医発0305第4号】, 別添3　調剤報酬点数表に関する事項.〈https://www.mhlw.go.jp/content/12404000/001293314.pdf〉（2025年1月アクセス）

3) 厚生省老人保健福祉局企画課長 : 指定居宅サービスに要する費用の額の算定に関する基準（訪問通所サービス, 居宅療養管理指導及び福祉用具貸与に係る部分）及び指定居宅介護支援に要する費用の額の算定に関する基準の制定に伴う実施上の留意事項について【平成12年3月1日老企第36号】.

4) 厚生労働省保険局医療課 : 令和4年診療報酬改定　疑義解釈資料の送付について（その1）【令和4年3月31日】.

5) 厚生労働省 : 診療報酬の算定方法の一部を改正する告示【令和6年厚生労働省告示第57号】, 別表第三　調剤報酬点数表.〈https://www.mhlw.go.jp/content/12404000/001218733.pdf〉（2025年1月アクセス）

6) 厚生労働省保険局医療課 : 令和6年度調剤報酬改定　疑義解釈資料の送付について（その1）【令和6年3月28日事務連絡】.〈https://www.mhlw.go.jp/content/12404000/001237675.pdf〉（2025年1月アクセス）

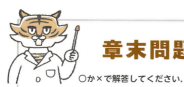
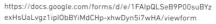

章末問題

○か×で解答してください．

問 2-1	介護保険の支給限度基準額に居宅療養管理指導サービスは含まれない．	答え
問 2-2	在宅療養を担当する医師から，訪問指示を初回に受けているため，その後は特に指示がなくても在宅患者訪問薬剤管理指導料もしくは居宅療養管理指導費を算定可能である．	答え
問 2-3	介護保険の自己負担割合は1〜3割であるが，支給限度基準額の上限を超えた場合には介護保険サービスを利用することができない．	答え
問 2-4	在宅移行初期管理料は外来服薬支援料1とは同時に算定できない．	答え
問 2-5	処方せんで訪問指示が出ている場合，指示期間が明記されていなくてもよい．	答え
問 2-6	薬学的管理指導計画は原則として，患家を訪問する前に作成しておく必要がある．	答え
問 2-7	実施した指導等の内容を薬剤服用歴等に記載することは，在宅移行初期管理料を算定する際の要件となっている．	答え
問 2-8	薬学的管理指導計画は様式に規定はなく，最低限，訪問回数と訪問間隔が記載されていれば問題はない．	答え
問 2-9	訪問指示は文書による指示が必須とされており，FAXや電子メールでは認められない．	答え
問 2-10	介護保険は40歳以上の人が被保険者となるが，介護保険サービスを利用することができるのは要支援・要介護認定を受けた者だけである．	答え

▶解答・解説はp.175

83

第2章のふり返り

　第2章では在宅医療の準備段階をテーマとして物語が展開されています．いろはは，在宅医療開始のために必要となるケアマネジャーへの連絡を行いました．居宅療養管理指導費が介護保険の支給限度基準額の枠外であることを知っていたにもかかわらず，とっさに出てきませんでした．少し自信を失い，医師への連絡はタイガー薬剤師に任せることになりましたが，横でしっかりと聞き，医師からの指示の形式についても学ぶことができました．服薬管理や計画書の作成など初回にやるべきことは多いです．そういった実情を踏まえて，令和6年度調剤報酬改定では在宅移行初期管理料が新設されており，薬剤師の業務は評価されました．算定要件は少し複雑であるため，しっかりと理解して算定していきましょう．

　第3章ではいよいよ訪問開始となり，訪問指導料の算定をしていきます．第2章でも在宅移行初期管理料が出てきていますが，在宅医療に関わる上で必要な算定要件などを学習していきます．

　第2章ではケアマネジャーへの連絡で少し自信を失ったいろはが，第3章では主体的に取り組むようになるきっかけを得られます．そちらも楽しみにしてください．

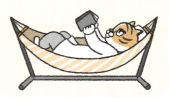

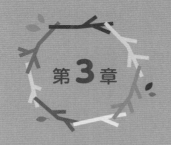

第3章

訪問開始・指導料算定

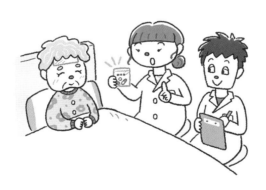

第3章では訪問指導が開始となり，訪問指導料を算定します．このパートでは，「サービス担当者会議」，「在宅患者訪問薬剤管理指導料／居宅療養管理指導費」，「在宅患者緊急訪問薬剤管理指導料」，「在宅患者重複投薬・相互作用等防止管理料」，「薬歴と報告書」について解説します．

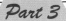 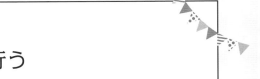

いろは，訪問指導を行う

― 6月2日　木曜日 ―

　タイガーさんと一緒にトキさんの家を訪問した．今日はマサコさんはいなかった．
　私はカレンダーに1週間分の薬をセットし，その間にタイガーさんがトキさんと話していた．
「トキさん，カレンダーに入れてある通りに飲んでくださいね」
「えぇ，ありがとうね．これなら見てわかりやすいから助かるわ」

　薬局に戻って薬歴と報告書を記載することにした．ふと気になったことがあってタイガーさんに聞いた．
「指導料を算定するにあたり，報告書にも記載しなければいけないことって決まっているんですか？」
「薬歴は算定した指導料によって記載項目は決まっているけど，報告書については，様式や記載項目に決まりはないよ」
「そうなんですか！　いつも薬歴を書いて，その内容をもとに報告書も作っていますが，それでいいんですか？」
「要件上はそれで十分だけど，読んでもらえるかは別だよ」
「えっ，読んでもらえないんですか？」
「医療機関やケアマネジャーの事業所には毎日たくさんの報告書や情報提供書（トレーシングレポート）が届くからね．特に在宅医療を専門としているようなクリニックとかはきっと1つ1つ読んでいられないよ」
「あー，確かにそうかも．でも読んでもらいたいこともありますよね．どうしたらいいんだろう……」
「そうだね，読んでもらいたい情報はしっかり届くように工夫するんだ．例えばFAXで送るなら表書きに記載する，緊急の案件なら電話やSNSのDMなどで連絡

Part 3 いろは，訪問指導を行う

するとかかな」

「普段の報告書と別にするってことですね．そうか，それなら伝わりますね」

「今からトキさんの報告書を書いてもらうけど，特に伝えたいことはある？」

「そうですね．今回，在宅での介入が開始になったので伝えたいことはたくさんありますが……，その中でも特に，残薬状況を知ってもらって次回の処方に反映してもらいたいです」

「じゃあ，表書きに残薬と次回処方時にどれくらい減らしてもらえばいいか書いておこう」

「はい！ あ，あと，指導料を算定する際の薬歴の記載項目って何があります？」

「通常の外来の薬歴に加えて，これだけ記載しなければならないんだ」

　タイガーさんはそう言って資料を見せてくれた（**表 3-1,2**）.

表 3-1　在宅患者訪問薬剤管理指導料の薬歴記載内容

補足（調剤報酬点数表に関する事項）

区分 15　在宅患者訪問薬剤管理指導料

1　在宅患者訪問薬剤管理指導料

（10）在宅患者訪問薬剤管理指導料を算定するためには，薬剤服用歴等に薬学管理料の通則（4）の記載事項に加えて，少なくとも次の事項について記載されていなければならない.

　ア　訪問の実施日，訪問した保険薬剤師の氏名

　イ　処方医から提供された情報の要点

　ウ　訪問に際して実施した薬学的管理指導の内容（薬剤の保管状況，服薬状況，残薬の状況，投薬後の併用薬剤，投薬後の併診，患者の服薬中の体調の変化（副作用が疑われる症状など），重複服用，相互作用等に関する確認，実施した服薬支援措置等）

　エ　処方医に対して提供した訪問結果に関する情報の要点

　オ　処方医以外の医療関係職種との間で情報を共有している場合にあっては，当該医療関係職種から提供された情報の要点及び当該医療関係職種に提供した訪問結果に関する情報の要点

　カ　在宅協力薬局の保険薬剤師が訪問薬剤管理指導を行った場合には，（4）のイで規定する事項

（厚生労働省：診療報酬の算定方法の一部改正に伴う実施上の留意事項について（通知）【令和 6 年 3 月 5 日保医発 0305 第 4 号】，別添 3　調剤報酬点数表に関する事項.〈https://www.mhlw.go.jp/content/12404000/001293314.pdf〉より）

第3章　訪問開始・指導料算定

表 3-2　居宅療養管理指導費の薬歴記載内容

第2　居宅サービス単位数表（訪問介護費から通所リハビリテーション費まで及び福祉用具貸与費に係る部分に限る.）に関する事項

6　居宅療養管理指導費

（4）薬剤師が行う居宅療養管理指導について

⑤居宅療養管理指導を行った場合には，薬局の薬剤師にあっては，薬剤服用歴の記録に，少なくとも以下のア〜セについて記載しなければならない.

　ア　利用者の基礎情報として，利用者の氏名，生年月日，性別，介護保険の被保険者証の番号，住所，必要に応じて緊急時の連絡先等

　イ　処方及び調剤内容として，処方した医療機関名，処方医氏名，処方日，処方内容，調剤日，処方内容に関する照会の内容等

　ウ　利用者の体質，アレルギー歴，副作用歴，薬学的管理に必要な利用者の生活像等

　エ　疾患に関する情報として，既往歴，合併症の情報，他科受診において加療中の疾患

　オ　オンライン資格確認システムを通じて取得した患者の薬剤情報又は特定健診情報等

　カ　併用薬等（要指導医薬品，一般用医薬品，医薬部外品及びいわゆる健康食品を含む.）の情報及び服用薬と相互作用が認められる飲食物の摂取状況等

　キ　服薬状況（残薬の状況を含む.）

　ク　副作用が疑われる症状の有無（利用者の服薬中の体調の変化を含む.）及び利用者又はその家族等からの相談事項の要点

　ケ　服薬指導の要点

　コ　訪問の実施日，訪問した薬剤師の氏名

　サ　処方医から提供された情報の要点

　シ　訪問に際して実施した薬学的管理の内容（薬剤の保管状況，服薬状況，残薬の状況，投薬後の併用薬剤，投薬後の併診，副作用，重複服用，相互作用等に関する確認，実施した服薬支援措置等）

　ス　処方医に対して提供した訪問結果に関する情報の要点

　セ　処方医以外の医療関係職種との間で情報を共有している場合にあっては，当該医療関係職種から提供された情報の要点及び当該医療関係職種に提供した訪問結果に関する情報の要点

（厚生省老人保健福祉局企画課長：指定居宅サービスに要する費用の額の算定に関する基準（訪問通所サービス，居宅療養管理指導及び福祉用具貸与に係る部分）及び指定居宅介護支援に要する費用の額の算定に関する基準の制定に伴う実施上の留意事項について【平成 12 年 3 月 1 日老企第 36 号】より）

「えー，こんなにたくさん書かなければいけないんですね.　大変だ……」

「そう，たくさんだね.　最近では薬歴ソフトで記載項目が埋められるようになっているけど，そうでなければこんなふうにコピーできるフォーマットを用意しておくといいね」

・訪問の実施日

・訪問した保険薬剤師の氏名

・処方医から提供された情報の要点

・訪問に際して実施した薬学的管理指導の内容

・処方医に対して提供した訪問結果に関する情報の要点

・他職種から提供された情報の要点及び当該医療関係職種に提供した訪問結
　果に関する情報の要点

「なるほど……．こういうのがあれば書き漏れが少なくなりますね」

「そうだね．ちなみに今日の算定は何かわかる？」

「今日は居宅療養管理指導費ですよね．大丈夫ですよ！」

「それだけじゃないんだよ．在宅移行初期管理料も今日で算定するんだ．だか
ら，その内容も記載しなければならないよ」

「えっ，在宅移行初期管理料は昨日じゃないんですか？」

「該当する業務を実施したのは昨日だけど，算定は初回の居宅療養管理指導費を
算定した日，つまり今日なんだ」

「へぇ〜，そうなんですか．じゃあ今日の薬歴に書かなきゃですね．どんなこと
を書くんですか？」

「一緒に調べてみようか」

　私は在宅移行初期管理料の要件を再度見直した．

「えーっと……，『実施した薬学的管理及び指導の内容等について薬剤服用歴等
に記載』ですね．これだけでいいんですか？」

「レセプト摘要欄への記載も必要になるから，その項目についても記載しておい
たほうがいいよ（図3-1）」

「トキさんは『自己による服薬管理が困難な患者』に該当しますね．これらを書い
ておきます！」

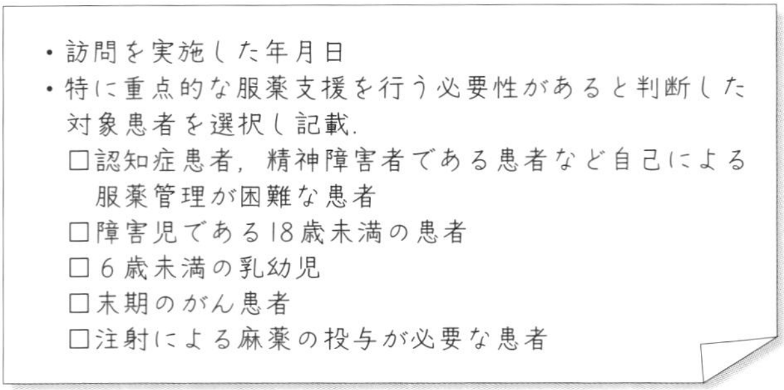

第3章　訪問開始・指導料算定

・訪問を実施した年月日
・特に重点的な服薬支援を行う必要性があると判断した
　対象患者を選択し記載.
　□認知症患者, 精神障害者である患者など自己による
　　服薬管理が困難な患者
　□障害児である18歳未満の患者
　□6歳未満の乳幼児
　□末期のがん患者
　□注射による麻薬の投与が必要な患者

図 3-1　在宅移行初期管理料レセプト摘要欄の記載

(厚生労働省保険局医療課長, 厚生労働省保険局歯科医療管理官:「診療報酬請求書等の記載要領等について」等の一部改正について(通知)【令和6年3月27日保医発0327第5号】, 別添1　診療報酬請求書等の記載要領. 〈https://www.mhlw.go.jp/content/12404000/001252059.pdf〉より作成)

・訪問を実施した年月日
・特に重点的な服薬支援を行う必要性があると判断した対象患者
・実施した薬学的管理及び指導の内容等

「薬歴は患者に適切な薬物治療を提供するために重要だけど, 保険調剤では調剤報酬請求の根拠となるから, そういう意味でも大切だね」

― 6月6日　月曜日　サービス担当者会議 ―

　今日はトキさんのサービス担当者会議の日だ.
「タイガーさん, おはようございます！ 今日はトキさんのサービス担当者会議ですね」
「おはよう. そうだね. 一緒に行こうか」
「はい, お願いします！」
　私は内心ほっとした. タイガーさんなら1人で行ってこいと言いかねないと思っていたからだ. よく考えたら私はサービス担当者会議についてあまり詳しく知らなかった.

「あの……サービス担当者会議ってどんなものですか？ 私は何を話したらいいんですか？」

「サービス担当者会議とは，ケアマネジャーが中心となって，利用者により適切な介護サービスを提供するために開かれるんだよ．ケアプランを決定するために利用者や家族の希望を確認したり，各担当者の間で課題の解決策に対する説明や情報共有をするんだ．薬剤師は『薬の専門家』としての役割が求められるね」

「薬の専門家ですか．自信ないな」

「そんなことないよ．介護サービス事業所の方たちは，薬についてはとにかくきちんと飲んでもらうことに集中しがちだけど，副作用をすべて把握することは薬剤師にしかできないことだよ．生活において注意すべき副作用を伝えられるといいね．その他にも，服薬管理方法について，一包化してカレンダー管理となったことを共有して飲み忘れの確認もしてもらうようにしよう．あと，飲み忘れた場合の対処方法についても伝えておくようにしよう」

「いつも服薬指導で話しているような内容を共有するっていうことですね！ それなら話せそう．サービス担当者会議ってどんなときに開かれるんですか？」

「基本的には要介護認定を受けたときと更新されるとき，区分変更となったときだね．その他にも，身体状況や環境が大きく変化したとき，ケアプランの内容が変更となったときにも開催されるね」

　予定の時間になったのでトキさんの家に行くと，すでに他の事業所の方がそろっていた．ケアマネジャーの中島さんの他に2人，男性と女性が1人ずつ．

「それでは皆さんそろったので始めましょうか」

　中島さんがそう言い，全員が円になって座った．

「まず自己紹介からですね．私はトキさんの担当のケアマネジャー中島です．では，トキさんから順番にお願いします」

「丸山トキです」

「娘の中田マサコです」

「デイサービスの責任者の山本ユキコです」

「福祉用具を取り扱っています．有村カイトです」

第3章　訪問開始・指導料算定

（福祉用具レンタル業者の人も来るんだ……）

「アウトドア薬局，薬剤師の丸一です」

　タイガーさんが自己紹介したので，私も慌てて，「同じく薬剤師の石川です」と自己紹介した．

「トキさんは要介護1の認定となりました．まず，トキさんはどのように過ごしたいですか？」

「入院はもう嫌なので，入院しないように過ごしたいですね」

「マサコさんはどうですか？」

「はい，私も入院しないように生活してほしいなと．あと人と話す機会をつくってもらいたいです．以前は畑を耕したり，友達の家に行ったりしていたんですが，今は家にこもっているだけになるので」

「この前，入院したのは転んじゃったからなんですよね．転ばないようにするために福祉用具で手すりと杖のレンタルを入れてもらいました．ですよね，有村さん」

「はい．杖は転びにくい4点杖で，手すりは玄関と廊下に入れています．歩行器も必要によっては使うこともできます」

（えっ，福祉用具の人めちゃくちゃ重要じゃん！　来るんだ……とか思ってごめんなさい）

　私は心の中で謝った．

「ありがとうございます．歩行器は様子をみましょうかね．人と交流するためにデイサービスを週3回入れました」

　デイサービス（通所介護）は，利用者が可能な限り自宅で自立した日常生活を送ることができるよう，自宅にこもりきりの利用者の孤立感の解消や心身機能の維持，家族の介護の負担軽減などを目的としている．利用者はデイサービスの施設に通い，食事や入浴などの日常生活上の支援や，生活機能向上のための機能訓練や口腔機能向上サービスなどが日帰りで提供される．生活機能向上グループ活動などの高齢者同士の交流もあり，施設は利用者の自宅から施設までの送迎も行われている．

「こちらのデイサービスにはトキさんと年が近い人も多いので楽しめると思います．お風呂も入れますよ」

　デイサービス責任者の山本さんが説明すると，これにはマサコさんが反応した．

Part 3 いろは，訪問指導を行う

「お風呂も入れるのは助かります．自分だけで入るのは心配なので」

「それから，体調が悪化することなく生活するために，薬剤師さんによる居宅療養管理指導をお願いします」

（あわわ……来た！ タイガーさんに任せておこう）と思っていたら，タイガーさんが返事をしてくれた．

「はい，きちんとお薬を飲んで体調を管理できるように，このカレンダーを使ってお薬管理することにします．飲んだか飲んでいないか一目でわかるので，皆さんも確認してあげてください．私たちは毎週木曜日に訪問してセットしていきます」

「カレンダーはわかりやすいですね．薬で注意しなければならないことはありますか？」

「糖尿病の薬を飲んでいるので，低血糖には特に注意が必要です．冷や汗が出たり，手が震えたりする症状があれば，すぐに甘いものを摂ってください．飲み忘れたら食前の薬はとばして構いません．食後の薬も，次の飲む時間が近ければとばしてください」

「ありがとうございます．トキさん，マサコさん，他に何か気になることはありますか？」

中島さんがそう言うと，マサコさんは少し考えて話しだした．

「そうですね，今後も診察は私が連れていくつもりですが，なかなか行けない日も出てきそうで，どうしたらいいですかね」

「お仕事していますもんね．では，お家にお医者さんが来てくれる訪問診療という制度もあるので，利用してみてもいいかもしれませんね」

「訪問診療ですか！ 来てくれるなら助かりますね」

「この町を中心に訪問診療しているむとうクリニックなどがありますよ」

「あ，私たちの薬局でもよく連携しているクリニックです．先生はすごく優しいですよ」

むとうクリニックは在宅専門の医療機関で，医師の武藤カズヒロ先生はタイガーさんをとても信頼している．

「そうなの．来てもらえるなら助かるけど，お母さんどう？」

「ずっと内山先生に診てもらっていたから，変えなくてもいいんじゃないかしら．あなたが来られなかったらタクシーで行けばいいから大丈夫よ」

「でもお母さん，タクシーを降りたら自分で歩いて受付したりしないといけないのよ」

93

第3章　訪問開始・指導料算定

「大丈夫，大丈夫．これまでは自分でしていたんだから」
「……．わかったわ．本人がこう言っているので，訪問診療は今はやめておきます」
「わかりました．また気持ちが変わったら言ってくださいね．それでは一旦これでサービス担当者会議を終わります．ケアプランを作ってまた送りますね」

　私たちはトキさんの家を後にした．
「トキさん，訪問診療はいらないんですかね．来てもらったほうが安心なのに」
「そうかもしれないけど，無理強いはできないね．まぁしばらく様子をみて，必要ならまた聞いてみたりしよう」
「はい．ところで，サービス担当者会議って何か算定できますか？」
「どう思う？」
「うーん……，退院時共同指導料とか？」
「それは入院中の患者に対して，入院先の医療機関で実施しないと算定できないよ」
「あ，そうなんですか！じゃあ，算定できるものはないんですか？」
「そうだね．在宅患者緊急時等共同指導料[*1]っていうのもあるけど，今回はこれにも該当しないから，算定できるものはないね．ただ，地域支援体制加算の『多職種連携会議』の実績にはなるよ（表 3-3）」
「地域支援体制加算……要件がたくさんあるんですよね．あんまりわかってないですけど」
「多職種連携会議は，実績の中でも満たすのが比較的難しい項目なんだ（図 3-2）」
「へぇ〜，そうなんですね．個人の在宅の実績や麻薬の調剤実績など，在宅訪問に関係してくる項目もありそうですね」
「そうそう．他にも服用薬剤調整支援料[*2]とかも，比較的在宅では算定しやすいと思うよ」

---

* 1　在宅患者緊急時等共同指導料：訪問薬剤管理指導を行う薬剤師が，通院困難な患者の急変時などに医師や訪問看護師，ケアマネジャーなどとカンファレンスを行い，共同で療養指導を行った場合に算定．
* 2　服用薬剤調整支援料：6種類以上の内服薬が処方されている患者に対し，薬剤師が処方医へ文書で提案を行い，薬剤の削減や重複投薬の解消を提案した場合に算定．

Part 3 いろは，訪問指導を行う

表 3-3　地域支援体制加算の実績要件

	地域支援 体制加算 1	地域支援 体制加算 2	地域支援 体制加算 3	地域支援 体制加算 4
点　数	32 点	40 点	10 点	32 点
調剤基本料	1		1 以外	
① 時間外等加算，夜間・休日等加算	40 回		400 回	
② 麻薬調剤実績	1 回		10 回	
③ 重複投薬・相互作用防止加算等	20 回		40 回	
④ かかりつけ薬剤師指導料	20 回		40 回	
⑤ 外来支援料 1	1 回		12 回	
⑥ 服用薬剤調整支援料 1・2	1 回			
⑦ 単一建物診療患者が 1 人の在宅薬剤管理	24 回			
⑧ 服薬情報等提供料	30 回		60 回	
⑨ 小児特定加算	1 回			
⑩ 多職種連携会議参加実績	1 回 / 年		5 回 / 年	
算定基準	④ を含む 3 つ以上	①〜⑩の うち 8 つ 以上	④・⑦ を 含む 3 つ 以上	①〜⑩の うち 8 つ 以上
全区分共通	直近 1 年の在宅実績が 24 回以上であること			

①〜⑨ は直近 1 年間の処方せん受付回数 1 万回あたりの実績とする（処方せんの受付回数が 1 万回以下の場合は処方せん受付回数を 1 万回とみなす）．
⑩ のみ処方せんの受付回数にかかわらず，薬局としての年間実績とする．

　地域支援体制加算とは，地域医療に貢献する薬局を評価するために設けられた調剤基本料の加算項目だ．薬局を経営すると考えないといけないことがたくさんで大変だなと感じた．

―6月9日　木曜日―

　定期訪問の日だ．トキさんの自宅に訪問し服薬状況を確認したところ，すべてきちんと飲めていた．今日はマサコさんは不在だったが，昨日来ていたようだ．
　今回も私が薬をセットしてタイガーさんが指導をした．その帰り道．
「今日は処方なしで，**居宅療養管理指導費だけ**算定ですね」
「そうだよ．今後はいろはさん 1 人で行けるかな？」

95

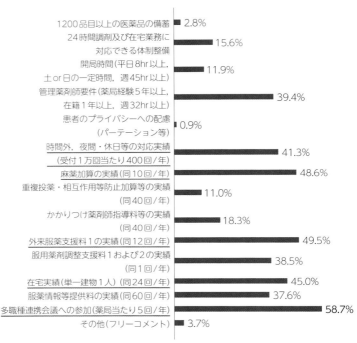

図 3-2　地域支援体制加算の要件

(一般社団法人日本保険薬局協会　医療制度検討委員会:令和4年度診療報酬改定等に関する調査報告書, 2022.〈https://secure.nippon-pa.org/pdf/enq_2022_05.pdf〉より転載)

「えぇ！？　まだ不安なのでついてきてください．ほら，トキさんもタイガーさんがいたほうがきっとうれしいですよ」

「そうかなぁ．トキさん，結構いろはさんを気に入っているようにみえるけど．わかったよ．じゃあ今月は一緒に行こうか．来月くらいからは1人で行くつもり

でいてね！」

「わ，わかりました……」

　私はまだ薬剤師になって2ヵ月しか経ってないのに，1人でなんて行けるわけないじゃないか．まったく，タイガーさんはスパルタだ．

―6月15日　水曜日―

　トキさんの処方せんがFAXで届いた．

「あ！ 情報提供した内容を反映してくれています！ 残薬分短くしてくれてそう！ よかったー」

「本当だね！ よかったよかった．処方の内容は変わりなさそうだから，訪問は予定通り明日だね．一応あとでトキさんに連絡しておこうか．いろはさん，お願いね！」

「はい，わかりました」

　私はトキさんの家に電話をかけて明日訪問することを伝えた．

―6月16日　木曜日―

　今日もタイガーさんと一緒にトキさんの自宅に訪問した．今日はマサコさんも同席していた．

「いつもありがとうございます．残っている薬のことを先生に伝えてくれてたんですね．次の診察予定日は6月29日です」

　今回はいつもとは逆にタイガーさんが薬をセットして，私がトキさんに服薬指導をした．

　その帰り道，いつものようにタイガーさんに聞かれた．

「今日の算定は？」

「今日は**居宅療養管理指導費**ですね！」

　私は自信満々に答えた．

「それだけ？」

「えっ……，他に何かありましたっけ？」

「医師に情報提供した内容が処方せんに反映されてたよね？」

「あ，何とか防止管理料ですね！」

97

第3章 訪問開始・指導料算定

「そう，**在宅患者重複投薬・相互作用等防止管理料**ね！それも4パターン
あるけど，どれかな？」

　そう言いながらタイガーさんは**表3-4**を見せてくれた．

「えっと……．**処方せんの交付前**で，**残薬に係るもの**だから，『2』のロですね！」

「そう！ だから今回の薬歴にはその内容も書かなければいけないよね」

「じゃあ記載事項は……，『処方せんの交付前に行った処方医への処方提案の内
容（具体的な処方変更の内容，提案に至るまでに薬学的見地から検討した内容及
び理由等）の要点及び実施日時』ですね」

・処方せんの交付前に行った処方医への処方提案の内容の要点

・実施日時

―6月20日　月曜日―

　午前，私は外来と在宅の患者さんの調剤をしていた．11時過ぎ，1枚の処方せん
が届いた．トキさんのものだった（**図3-3**）．

「えっ，今日診察予定日じゃないのにどうしたんだろう？」

「処方せんにコメントが書いてあるね．あぁ，低血糖になっちゃったんだ」

　処方せんには「低血糖あり．本日からメトホルミン減量，レパグリニド中止」と
コメントが記載されている．

「メトホルミンが減量になっているから，500 mg抜いて250 mgに変えないとい
けませんね」

「そうだね．でも預かっている薬があるから，薬局で作り直して持っていけば自
宅で作り直す必要はないよ」

「確かに！」

表3-4　**在宅患者重複投薬・相互作用等防止管理料**

	イ　残薬調整に係るもの以外	ロ　残薬調整に係るもの
1　処方せん受付後	40点	20点
2　処方せん発行前	40点	20点

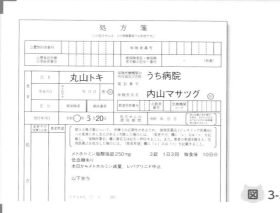

図 3-3　6月20日の処方せん

　私たちは預かっている薬を作り直して，急いでタイガーさんとトキさんの自宅を訪問した．

　家の中に入るとトキさんはベッドで横になっていて，マサコさんがその横に座っていた．

「今日，朝の薬を飲んでから調子悪くなっちゃったみたいで．私に連絡があったからすぐに受診してきました．低血糖だろうって．薬を減らすって言ってました」

「そうなんですね．食直前の薬が中止になっているので外しておきます．あと食後の薬は中身が変わっているので，差し替えておきますね」

「今日は私が来られたから何とかなったけど，いつでも来られるわけじゃないし，やっぱり訪問診療来てもらうようにしたほうがいいんじゃない？」

「そうね，来てくれるんだったら何かあったときも安心よね」

「明後日が定期の受診日なので，内山先生に聞いてみます」

　薬局に戻ってきて，薬歴を書きながらタイガーさんに話しかけた．

「訪問診療に納得してもらってよかったですね！」

「こういうきっかけがあるとトキさんも納得してくれるよね．これでマサコさん

も安心だ．ちなみに今日の指導料は何かわかるかな？」

「指導料ですか？ 居宅療養管理指導費じゃないんですか？」

「居宅療養管理指導費は定期的な訪問指導に係る指導料だよ．今回は定期的じゃないよね」

「あ，そうか．じゃあ緊急の指導料！ えっと……，在宅患者緊急訪問薬剤管理指導料ですね」

　私はスマホで調べながら答えた．

「そうだね．在宅患者緊急訪問薬剤管理指導料は，1（500点）と2（200点）があるけど，今回はどれだと思う？」

「1と2の違いって何でしたっけ……？」

「それは，計画的な訪問指導の対象疾患かどうかで決まるよ．計画的な訪問指導の対象疾患であれば1（500点）で，そうでなければ2（200点）だよ．そのために計画書に疾患名を書くんだよ」

「あ，そうでした！ じゃあ今回の場合だと，トキさんは糖尿病の管理目的で訪問していて，今日は低血糖による緊急訪問だから，在宅患者緊急訪問薬剤管理指導料1（500点）になるんですね！」

「そういうこと．判断するときはこんな感じのフローチャートで考えたらいいよ」

　そう言ってタイガーさんはホワイトボードに書き出した（**図3-4**）．

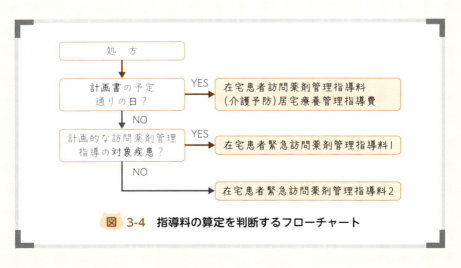

図 3-4 指導料の算定を判断するフローチャート

Part 3　いろは，訪問指導を行う

「へぇー，計画書はちゃんと作っておかないといけませんね」

「そうそう．それで薬歴の記載項目なんだけど，これだね（**表3-5**）」

- ・訪問の実施日
- ・訪問した保険薬剤師の氏名
- ・医師から緊急の要請があった日付
- ・要請の内容
- ・医師からの緊急訪問の要請に基づき訪問薬剤管理指導を実施した旨
- ・訪問に際して実施した薬学的管理指導の内容
- ・保険医に対して提供した訪問結果に関する情報の要点

「やっぱりたくさんありますね……．頑張って書いておきます．ところで，今回は介護保険じゃなくて医療保険ですよね？ そしたら報告書ってケアマネジャーさんには不要ですか？」

「要件としては送らなくてもいいね．ただ，**こういうときこそ情報共有が必要**だから連絡はっておいたほうがいいよね」

表3-5　在宅患者緊急訪問薬剤管理指導料の薬歴記載内容

補足（調剤報酬点数表に関する事項）

区分15の2　在宅患者緊急訪問薬剤管理指導料

（8）在宅患者緊急訪問薬剤管理指導料を算定するためには，薬剤服用歴等に薬学管理料の通則（4）の記載事項に加えて，少なくとも次の事項について記載されていなければならない．

　　ア　訪問の実施日，訪問した保険薬剤師の氏名

　　イ　当該患者の在宅療養を担う保険医療機関の保険医又は当該保険医と連携する他の保険医から緊急の要請があった日付及び当該要請の内容並びに当該要請に基づき訪問薬剤管理指導を実施した旨

　　ウ　訪問に際して実施した薬学的管理指導の内容（服薬状況，副作用，相互作用等に関する確認等を含む．）

　　エ　保険医に対して提供した訪問結果に関する情報の要点

（厚生労働省：診療報酬の算定方法の一部改正に伴う実施上の留意事項について（通知）【令和6年3月5日保医発0305第4号】，別添3　調剤報酬点数表に関する事項．〈https://www.mhlw.go.jp/content/12404000/001293314.pdf〉より）

第3章　訪問開始・指導料算定

「そうですね！ 訪問診療のことも話していたので送っておきます」

— 6月23日　木曜日 —

　今日は整形外科の処方が出ているので，うち病院の処方と合わせてトキさんの家に持っていった．
「あれから低血糖は起きていませんか？」
「ええ，大丈夫よ．あのときは本当に怖かったわ」
「また，何かひどくなったら連絡してくださいね」
　私はトキさんとは自然に会話しながら服薬指導ができるようになってきた気がした．

「タイガーさん，整形外科の処方のときでも居宅療養管理指導費を算定していいんですよね」
「そう，整形外科では特に指導料は算定せず，**うち病院で居宅療養管理指導費のみ**つけておくよ」
「居宅療養管理指導費のみ算定する日と同じようにしておくんですね．わかりました」

— 6月29日　水曜日 —

　予定通りトキさんの処方せんが届いた．翌日に訪問することを伝えるためにトキさんの家に電話すると，マサコさんが出た．
「マサコさん，こんにちは．お薬は変わりなさそうなので，予定通り明日訪問しますね！」
『はい，お願いします．診察のときに内山先生と話して訪問診療に切り替えることになりました．明日訪問診療の武藤先生が来てくれることになりました』

— 6月30日　木曜日 —

　私はタイガーさんと一緒にトキさんの家に向かった．家に着くと，ちょうど武藤先生が出てきたところだった．
「おっタイガーくん，お疲れ様．丸山さん，タイガーくんの薬局が担当だったんだね．またよろしくお願いします」

Part 3　いろは，訪問指導を行う

　私は武藤先生の処方せんでのやり取りや，タイガーさんたちが電話で話しているところは見ていたけど，直接会うのは初めてだった．タイガーさんが挨拶した．
「武藤先生，お世話になっています！　今年うちに入った新人薬剤師です．丸山さんの担当なので，よろしくお願いします」
「は，はじめまして．石川いろはと申します．よろしくお願いします」
（ん？　トキさんの担当はタイガーさんじゃ……）
「君がそうなんだ！　タイガーくんからいい子が来てくれたって聞いてたよ．よろしくね．今日は薬が残っていたから，次回の診察のときに薬を出すね．第1・3水曜に診察の予定です」
「はい，わかりました！」
　武藤先生は帰っていき，私たちはトキさんの家に入った．
「こんにちはー」
「あ，今武藤先生が帰ったところよ．とてもいい先生でよかったわ」
　マサコさんが出てきてくれた．玄関でちょうど会ったことを伝えて，いつものように薬をセットした．最近はタイガーさんは見ているだけで，ほとんど私が服薬指導をしている．

「さぁ，今日の指導料はどうなる？」
　帰り道の車の中でタイガーさんから問われた．
「今日は普通に居宅療養管理指導費ですよね？　別に緊急でもなんでもないし，予定通りの訪問指導ですよ」
「残念ながら今日は**指導料は算定できない**んだよ」
「え！　何でですか？」
「カレンダーを見てみて．今日は今月で何回目の訪問かな？」
　私はスマホでカレンダーを見て確認した．
「えっと……，毎週木曜日に訪問しているから **5回目**ですね」
「そう，**居宅療養管理指導費は月に4回まで**しか算定できないからね．5回目は算定できないんだよ．あと，中6日以上空いてないと算定できないことも覚えておいてね」

第3章　訪問開始・指導料算定

　そうだった．居宅療養管理指導費は一部の対象患者を除いて月に4回までとなっているから，トキさんの場合は**図3-5**のように5回目は算定できない．
「そうなんですね．訪問したのに指導料が取れないなんて，なんだかなー」
「これから在宅の取り組みが評価されて，必要な訪問が認められるといいよね」

―7月3日　日曜日―

　私は休日は家でゴロゴロしながら漫画を読んだり，YouTubeやSNSを見たりして過ごしている．我ながら無駄に過ごしているなと思うけど何もする気にならない……．そう思いつつゴロゴロしながらスマホでX（旧Twitter）を見ていると，気になる投稿を見つけた（**図3-6**）．
「えっ，この人私と同じ1年目なのに，診察同行とかもう1人でしているんだ」
　そう思っていると，仕事用のスマホに通知が来た．誰かの処方が出たようだ．確認すると，トキさんに抗菌薬の処方が出ている（**図3-7**）．そしてYUさんからグループ宛てにメッセージが来た．
『今からトキさん臨時で訪問します』

6月

日	月	火	水	木	金	土
29	30	31	1　うち病院処方 残薬整理，契約	2　訪問指導 居宅療養管理指導費 在宅移行初期管理料	3	4
5	6	7	8	9　訪問指導 居宅療養管理指導費	10	11
12	13	14	15うち病院処方	16　訪問指導 居宅療養管理指導費 在宅防止管理料2ロ	17	18
19	20うち病院処方 （臨時） 緊急訪問指導料1	21	22	23整形外科処方 訪問指導 居宅療養管理指導費	24	25
26	27	28	29うち病院処方	30　訪問指導 居宅療養管理指導費 算定不可	1	2

図　3-5　訪問スケジュール

在宅防止管理料：在宅患者重複投薬・相互作用等防止管理料
緊急訪問指導料：在宅患者緊急訪問薬剤管理指導料

Part 3 いろは，訪問指導を行う

> シュマルツ
> 訪問診療の同行に本格的に行き始めたものの，とにかく現場でやることが多いのと，薬剤師1年目がやる業務としては難易度が明らかに高すぎてなかなかキツイな．
> 午後13：10　7月3日

 図 3-6　SNS

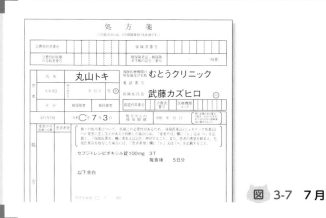 図 3-7　7月3日の処方せん

　休日はタイガーさんとYUさんが当番制で対応している．1年目の私はまだ休日の対応はしたことがなかった．でもトキさんの様子が気になったのと，家にいても特にすることがないのでメッセージを送った．

『私も一緒に行ってもいいですか？』

　YUさんからすぐに返事が来た．

『もちろん！ 薬局で待っているね』

『よろしくお願いします♨』とタイガーさんからもメッセージが来た．そういえば，タイガーさんは今日家族でキャンプに行くと言っていたのを思い出した．私はすぐに準備して薬局に向かった．

105

第3章　訪問開始・指導料算定

「YU さん，お疲れ様です！」

　薬局について挨拶すると，YU さんは調剤が終わったところだった．

「いろはさん，お疲れー．休みなのに偉いね！」

「トキさんの様子が気になって……．あと，家にいても特に何もすることがなく暇だったので」

「そうなんだ．抗菌薬が出ているね．武藤先生から電話があって，トキさんは熱が出てて膀胱炎みたいなんだって．もう準備できるからさっそく出発しよう」

　私たちは車でトキさんの家に向かった．その車中で YU さんが話しかけてくれた．

「いろはさん，もう自分で服薬指導できるようになってすごいねー．タイガーさんに何でもやってみてって言われて大変でしょ」

「そうなんですよ！　この間だって急にケアマネジャーに連絡することになって，限度額いっぱいだって怒られたんですよ」

「ははは，それは大変だったね」

　YU さんは笑いながら応じた．

「笑いごとじゃないですよー！　YU さんからもあの無茶振りを止めるように言ってください！」

　私がそう言うと YU さんはまた笑いながら答えた．

「いやー，それはできないなー．僕もタイガーさんと同じ考えだからね」

「えぇー，YU さんもスパルタなんですか！？」

「在宅に限らずだけど，人って経験しないとなかなか自分ごととして考えられないからね．そのケアマネジャーに連絡したときも限度額については知ってたんだよね？」

「た，確かに前に教えてもらいました．でも1回聞いただけじゃ覚えられないですよ」

「そうそう！　1回聞いただけで全部覚えられるような人はいないよ．でもいろはさん，今は限度額のことわかっているよね？」

「もちろんですよ！　あんなことがあったら絶対に忘れません！」

「そう！　それが大事なんだよ．聞いたことは忘れてしまうけど，経験したことは記憶される．だからタイガーさんはいろはさんに何でも経験させてあげようとしているんだよ．やってみないことにはできるようにはならないからね」

私はハッとした．確かにタイガーさんにいろいろやってみてと言われてきたけど，経験したことは次やるときもしっかりと覚えている．
「そうだったんですね．そんな意図があったなんて知りませんでした．今度からは嫌がらずにやってみようかな」
「タイガーさんも意地悪だから，嫌がっているいろはさんを見るのを面白がっているかもしれないけどね」
「それもあるかもしれないです．嫌がるとうれしそうに笑っているし」

　思いがけず，タイガーさんが何でもやってみてと言う理由を知ることができた．今度からは自分から積極的に取り組んでみようかなと少しだけ思った．Xで見た，1年目で診察同行している人も頑張っているし，私もこれからは1人でトキさんのお家に訪問しなきゃ．

　トキさんの家に着いて私が指導をした．トキさんは熱が出ていてつらそうだった．抗菌薬は定期薬と一緒にお薬カレンダーにセットした．帰り道，YUさんに確認した．
「今日の指導料は緊急訪問だから，**在宅患者緊急訪問薬剤管理指導料**ですよね．この間は糖尿病での緊急訪問だったから500点だったけど，今回は感染症で**計画の対象疾患じゃないので200点**のほうでいいですか？」
「そうそう，よくわかったね」
「ちょうど先月500点算定してて，そのときに違いを教えてもらっていたので覚えてました」
「そっか，じゃあ薬歴の記載も大丈夫だね」
「はい，大丈夫です．……YUさん，**今度から私1人でトキさんを訪問する**ことにします．1人で訪問しないとわからないことも，きっとありますよね」

1 サービス担当者会議

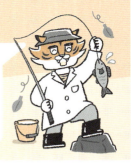

　在宅訪問開始になるときなどにサービス担当者会議が開催されることがあります．在宅医療の経験が少ない薬剤師は何を話したらよいのか不安に思うかもしれません．このパートではサービス担当者会議について解説します．

サービス担当者会議の目的

　サービス担当者会議はケアプラン作成のために開催しなければならないと定められた会議です（**表3-6**）．主な目的は以下のようになります．

- 情報の共有
- ケアプランの決定
- 利用者（家族）の意向の確認
- 課題の解決策に対する説明

　ケアマネジャーが中心となり，利用者により適切な介護サービスを提供するため，利用者の状態やニーズを把握し，ケアプランの策定・見直しを行います．

開催時期

　サービス担当者会議は基本的には**表3-6**のように，利用者が「要介護更新認定を受けた場合」や「要介護状態区分の変更の認定を受けた場合」に行われます．そのほかにも利用者の身体状況や居住環境が大きく変化したとき，利用者のサポートが困難となったとき，ケアプランの内容が変更となったときにも開催されることがあります．

1 サービス担当者会議

表 3-6　サービス担当者会議

（指定居宅介護支援の具体的取扱方針）

第十三条

九　介護支援専門員は，サービス担当者会議（介護支援専門員が居宅サービス計画の作成のために，利用者及びその家族の参加を基本としつつ，居宅サービス計画の原案に位置付けた指定居宅サービス等の担当者（以下この条において「担当者」という．）を招集して行う会議（テレビ電話装置その他の情報通信機器（以下「テレビ電話装置等」という．）を活用して行うことができるものとする．ただし，利用者又はその家族（以下この号において「利用者等」という．）が参加する場合にあっては，テレビ電話装置等の活用について当該利用者等の同意を得なければならない．）をいう．以下同じ．）の開催により，利用者の状況等に関する情報を担当者と共有するとともに，当該居宅サービス計画の原案の内容について，担当者から，専門的な見地からの意見を求めるものとする．ただし，利用者（末期の悪性腫瘍の患者に限る．）の心身の状況等により，主治の医師又は歯科医師（以下この条において「主治の医師等」という．）の意見を勘案して必要と認める場合その他のやむを得ない理由がある場合については，担当者に対する照会等により意見を求めることができるものとする．

十五　介護支援専門員は，次に掲げる場合においては，サービス担当者会議の開催により，居宅サービス計画の変更の必要性について，担当者から，専門的な見地からの意見を求めるものとする．ただし，やむを得ない理由がある場合については，担当者に対する照会等により意見を求めることができるものとする．

　　イ　要介護認定を受けている利用者が法第二十八条第二項に規定する**要介護更新認定を受けた場合**

　　ロ　要介護認定を受けている利用者が法第二十九条第一項に規定する**要介護状態区分の変更の認定を受けた場合**

（指定居宅サービス等の事業の人員，設備及び運営に関する基準等の一部を改正する省令【令和6年厚生労働省令第16号】，指定居宅介護支援等の事業の人員及び運営に関する基準【平成11年厚生省令第38号】より）

参加者

　参加者は利用者本人や家族，ケアマネジャー，主治医，介護サービスを提供する各事業所のスタッフなどが参加します．

- 利用者本人
- 利用者の家族
- ケアマネジャー

- 主治医
- 地域包括支援センター職員
- 民生委員
- サービス事業者
  - 介護福祉士，ヘルパー
  - 看護師
  - リハビリスタッフ（理学療法士，作業療法士など）
  - サービス提供責任者
  - 福祉用具専門相談員
  - 薬剤師

薬剤師としての役割

薬剤師は何を話せばいいのでしょうか．まず薬の専門家としての役割です．以下のようになります．

　サービス担当者会議で薬剤師が伝える内容

▶ 服薬管理方法
▶ 注意すべき副作用
▶ 飲み忘れた場合の対処

　服薬管理方法については「1-4 薬の管理方法」（p.48）で解説しましたが，その中で利用者に何が適しているか薬剤師としての意見を伝えましょう．今回のケースでは一包化してカレンダー管理となりました．そのことを共有しましょう．

　注意すべき副作用については，普段から服薬指導で説明しているような内容を参加者と共有します．もちろん，副作用が出た際の対処方法についても指導しておくことも重要です．

　個人的な印象ですが，処方されている薬は何が何でも飲ませないといけないと考えている介護職の方も少なくありません．飲んでもらうことが大前提

ではありますが，どうしても難しければ服用回数や薬剤を減らすことを医師に提案することも薬剤師の役割です．サービス担当者会議では提案するための情報収集を行うことも適しています．また，飲み忘れた場合の対処方法についても共有しておきます．

保険点数

基本的には薬局で算定できる保険点数はありません．ただし，条件を満たすことで以下の2種類が算定できる場合もあります．

- 退院時共同指導料
- 在宅患者緊急時等共同指導料

退院時共同指導料は，入院先の病院において，退院カンファレンスを兼ねてサービス担当者会議を開催している場合は算定可能です．入院中に行われるものが対象となるため，自宅で開催された場合は算定不可です．

在宅患者緊急時等共同指導料は，継続して介入している患者の急変等に伴った会議であれば算定可能です．すでに介入している患者が対象となるため，初回は算定不可となります．また，継続して関わっている場合においても，介護保険の更新など，急変等ではない場合では算定することはできません．

ただし，地域支援体制加算の要件「地域の多職種と連携する会議の実績」となります．意外とこの実績が難しい薬局も多いのではないでしょうか．薬剤師が知らないうちにサービス担当者会議が終わっていたというケースもあります．思いのほかケアマネジャーは薬剤師に声をかけてもいいのか，忙しいから来られないのではないかと気にしていることが多いです．そのため，参加する意思をケアマネジャーに伝えるようにしましょう．

2 在宅患者訪問薬剤管理指導料／居宅療養管理指導費

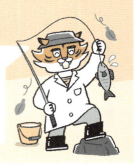

　薬剤師が計画的な在宅訪問指導を実施した際に，算定する指導料は大きく分けて2種類です．それが，医療保険の在宅患者訪問薬剤管理指導料と介護保険の居宅療養管理指導費です．このパートでは，基本的な算定要件と医療保険と介護保険の違いについて解説します．

　表3-7に，医療保険と介護保険の違いについてまとめました．

表3-7　医療保険と介護保険の違い

		医療保険	介護保険
介護保険		利用なし	利用あり
算定する指導料		在宅患者訪問薬剤管理指導料	居宅療養管理指導費
点数	単一の建物居住者1人に対して行う場合	650点	518単位
点数	単一の建物居住者1人に対して行う場合	320点	379単位
点数	単一の建物居住者10人以上に対して行う場合	290点	342単位
麻薬投与中の患者		100点	100単位
医療用麻薬持続注射療法を行っている患者		250点	250単位
在宅中心静脈栄養法を行っている場合		150点	150単位
訪問範囲		薬局から半径16km以内	制限なし
報告書の送付義務		医師	医師 ケアマネジャー
契約書の必要性		不要	必要
訪問回数		月4回*	

＊　末期の悪性腫瘍の患者および中心静脈栄養を受けている患者，注射による麻薬の投与を受けている患者の場合は，週に2回かつ月に8回を限度とする．

対象患者

医療保険と介護保険どちらが対象となるかについて解説します．薬局の場合は非常にシンプルです．

> 要介護認定なし → 医療保険
> 要介護認定あり → 介護保険

これだけです．ただし，「介護保険証を持っている」だけでは介護保険の対象にはなりません．「2-2 介護保険制度」(p.69)で解説していますが，介護保険証を持ち，要介護認定を受けた方が介護保険サービスを利用することが可能となります．

訪問看護の場合には，要介護認定の有無だけでなく，特定の疾病に該当するか，特別訪問看護指示の期間であるかで変わってきます．

算定する指導料

医療保険の場合は，在宅患者訪問薬剤管理指導料を，介護保険の場合は，居宅療養管理指導費を算定することになります．それぞれの点数は**表3-7**に記載したように，単一建物居住者の対象人数によって異なるため，それぞれ該当するものを算定します(単一建物居住者の人数については「4-2 単一建物居住者の考え方」p.153 で解説します)．

また，医療保険と介護保険のどちらにおいても，麻薬管理指導加算 100 点 /単位，医療用麻薬持続注射療法加算 250 点 / 単位，在宅中心静脈栄養法加算 150 点が算定可能です．そのほかにも，医療保険では乳幼児加算 100 点，小児特定加算 450 点が，介護保険では特別地域居宅療養管理指導加算，中山間地域等における小規模事業所加算，中山間地域等に居住する者へのサービス提供加算が算定可能です．本書ではこれらの加算について詳細な解説は割愛します．

訪問範囲

算定要件などで大きな違いがない医療保険と介護保険ですが，**訪問範囲**については異なっています．「1-2 在宅医療の対象患者」(p.30)においても解説しましたが，医療保険の場合は患家から薬局まで直線距離で半径 16 km

第 3 章　訪問開始・指導料算定

以内と規定されています．一方の**介護保険では，薬局と患家の距離について
規定されていません**．しかしながら，後述する在宅患者緊急訪問薬剤管理指
導料を算定する場合においては 16 km 以内とされているため，緊急時に迅
速に対応できるようするためにも 16 km 以内を目安としておくことをお勧
めします．

3 在宅患者緊急訪問薬剤管理指導料

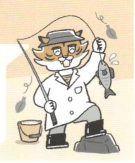

　定期的な訪問であれば，在宅患者訪問薬剤管理指導料もしくは居宅療養管理指導費となりますが，臨時的な処方が出た際には在宅患者緊急訪問薬剤管理指導料を算定することを検討します．在宅患者緊急訪問薬剤管理指導料にはさらに1（500点）と2（200点）があり，その違いについて理解しておくことが必要です．これは事務員では判別することは難しく，薬識のある薬剤師が理解しておくことが重要です．

　まず，要件をみていきましょう（**表3-8**）．**介護保険の利用者であったとしても，在宅患者緊急訪問薬剤管理指導料は医療保険での指導料算定**となるので，ご注意ください．

在宅患者緊急訪問薬剤管理指導料算定のポイント
- 定期的な訪問指導を実施していない薬局は算定不可
- 患者の状態の急変等に伴い，計画外に訪問した場合に算定
- 月に4回まで算定可能（一部の患者においては月8回まで）

定期的な訪問指導を実施していない薬局は算定不可

　「令和2年度調剤報酬改定疑義解釈その1」（**表3-9**）より，定期的な訪問をしていない薬局（在宅患者訪問薬剤管理指導料，居宅療養管理指導費又は介護予防居宅療養管理指導費を算定していない薬局）は在宅患者緊急訪問薬剤管理指導料を算定できません．つまり**定期的な訪問を行う前，初回などには算定できません**．

第 3 章 訪問開始・指導料算定

表 3-8 在宅患者緊急訪問薬剤管理指導料

概要（調剤報酬点数表）

区分 15 の 2 在宅患者緊急訪問薬剤管理指導料

1 計画的な訪問薬剤管理指導に係る疾患の急変に伴うものの場合 500 点

2 1 以外の場合 200 点

注 1 1 及び 2 については，訪問薬剤管理指導を実施している保険薬局の保険薬剤師が，在宅での療養を行っている患者であって通院が困難なものの状態の急変等に伴い，当該患者の在宅療養を担う保険医療機関の保険医又は当該保険医療機関と連携する他の保険医療機関の保険医の求めにより，当該患者に係る計画的な訪問薬剤管理指導とは別に，緊急に患家を訪問して必要な薬学的管理及び指導を行った場合に，1 と 2 を合わせて月 4 回（末期の悪性腫瘍の患者又は注射による麻薬の投与が必要な患者にあっては，原則として月 8 回）に限り算定する．ただし，情報通信機器を用いて必要な薬学的管理及び指導を行った場合には，在宅患者緊急オンライン薬剤管理指導料として，59 点を算定する．なお，区分番号 00 に掲げる調剤基本料の注 2 に規定する別に厚生労働大臣が定める保険薬局（特別調剤基本料 B を算定する保険薬局）においては，算定できない．

注 7 保険薬局の所在地と患家の所在地との距離が 16 キロメートルを超えた場合にあっては，特殊の事情があった場合を除き算定できない．

(厚生労働省：診療報酬の算定方法の一部を改正する告示【令和 6 年厚生労働省告示第 57 号】，別表第三 調剤報酬点数表．〈https://www.mhlw.go.jp/content/12404000/001218733.pdf〉より)

補足（調剤報酬点数表に関する事項）

区分 15 の 2 在宅患者緊急訪問薬剤管理指導料

(1) 在宅患者緊急訪問薬剤管理指導料は，訪問薬剤管理指導を実施している保険薬局の保険薬剤師が，在宅での療養を行っている患者であって通院が困難なものの状態の急変等に伴い，当該患者の在宅療養を担う保険医療機関の保険医又は当該保険医療機関と連携する他の保険医療機関の保険医（以下この項で単に「保険医」という．）の求めにより，当該患者に係る計画的な訪問薬剤管理指導とは別に，緊急に患家を訪問して必要な薬学的管理指導を行い，当該保険医に対して訪問結果について必要な情報提供を文書で行った場合に，在宅患者緊急訪問薬剤管理指導料 1 及び 2 並びに在宅患者緊急オンライン薬剤管理指導料を合わせて月 4 回に限り算定する．

(2) (1) の規定にかかわらず，末期の悪性腫瘍の患者及び注射による麻薬の投与が必要な患者に対して，在宅患者緊急訪問薬剤管理指導料に係る業務を実施する場合は，1 と 2 を合わせて原則として月 8 回まで算定できる．ただし，特に医療上の必要がある場合であって，保険医の発行した処方箋に基づくときに限り，月 8 回を超えて算定することができる．ただし，この場合にあっては，保険医からの指

116

3 在宅患者緊急訪問薬剤管理指導料

表 3-8　在宅患者緊急訪問薬剤管理指導料（続き）

示内容，訪問が必要になった患者の容態等について，必要な薬学的分析を実施し，薬剤服用歴等に記載した上で，当該訪問が必要であった理由を調剤報酬明細書の摘要欄に簡潔に記載すること．

(3) 在宅患者緊急訪問薬剤管理指導料 1 は，当該患者に係る計画的な訪問薬剤管理指導の対象疾患の急変等に関して，保険医の求めにより，緊急に患家を訪問して必要な薬学的管理指導を行い，訪問結果について当該保険医に必要な情報提供を文書で行った場合に算定する．

(4) 在宅患者緊急訪問薬剤管理指導料 2 は，当該患者に係る計画的な訪問薬剤管理指導の対象となっていない疾患の急変等に関して，保険医の求めにより，緊急に患家を訪問して必要な薬学的管理指導を行い，訪問結果について当該保険医に必要な情報提供を文書で行った場合に算定する．

(厚生労働省：診療報酬の算定方法の一部改正に伴う実施上の留意事項について（通知）【令和 6 年 3 月 5 日保医発 0305 第 4 号】，別添 3　調剤報酬点数表に関する事項．〈https://www.mhlw.go.jp/content/12404000/001293314.pdf〉より)

表 3-9　在宅患者緊急訪問薬剤管理指導料が算定不可となるケース

問 19　当該患者に在宅患者訪問薬剤管理指導料，居宅療養管理指導費又は介護予防居宅療養管理指導費を算定していない保険薬局は，在宅患者緊急訪問薬剤管理指導料 2 を算定できるか．
(答)
算定できない．なお，在宅基幹薬局に代わって在宅協力薬局が実施した場合には，在宅基幹薬が在宅患者緊急訪問薬剤管理指導料 2 を算定できる．

(厚生労働省保険局医療課：令和 2 年度調剤報酬改定　疑義解釈資料の送付について（その 1）【令和 2 年 3 月 31 日事務連絡】．〈https://www.mhlw.go.jp/content/12400000/000615888.pdf〉より)

患者の状態の急変等に伴い，計画外に訪問した場合に算定

「計画外に訪問」という点について解説していきます．定期的な訪問指導料（在宅患者訪問薬剤管理指導料や居宅療養管理指導費など）を算定する上で必要となっている計画書には，次回訪問日などが記載されているはずです．その予定の訪問日とは別に臨時的に訪問することを「計画外に訪問」と解釈します．したがって，**患者の状態が急変**し，計画書に記載されている**訪問予定日とは異なる日に訪問指導**を行った場合に，在宅患者緊急訪問薬剤管理指導料を算定することになります．

第 3 章　訪問開始・指導料算定

薬学的管理指導計画（計画書）については「2-4 薬学的管理指導計画（計画書）」（p.79）で解説しています．

月に 4 回まで算定可能（一部の患者においては月 8 回まで）

この「月に 4 回まで算定可能」というのは，在宅患者緊急訪問薬剤管理指導料 1・2 を合わせての回数となります．基本的には，4 回を超える場合は在宅患者緊急訪問薬剤管理指導料を算定することはできないので注意してください．これとは別に在宅患者緊急時等共同指導料という指導料もあるので，4 回を超えるようなケースではそちらの算定ができないかも検討してください．ただし，終末期悪性腫瘍と麻薬の注射が必要な患者については月 8 回まで算定可能です．

在宅患者緊急訪問薬剤管理指導料 1 と 2 の違い

在宅患者緊急訪問薬剤管理指導料 1 と 2 を見分ける際に，その訪問指導を行った患者の状態変化が「計画的な訪問薬剤管理指導の対象疾患であるか」がポイントとなります．計画的な訪問指導の対象疾患であれば 1，そうでなければ 2 です．この対象疾患はどのようにわかるでしょうか？ 答えはこれも計画書です．計画書に記載されている対象疾患の急変であるかどうかを判断して算定しましょう．そのため，計画書はしっかりと書いておく必要があります．

定期的な訪問指導料（在宅患者訪問薬剤管理指導料 / 居宅療養管理指導費）と在宅患者緊急訪問薬剤管理指導料 1・2 の算定のフローチャートを図 3-4（p.100）にまとめました．

4 在宅患者重複投薬・相互作用等防止管理料

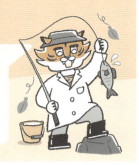

　在宅患者重複投薬・相互作用等防止管理料は，在宅患者に対して，併用薬との重複投薬や相互作用，残薬状況などについて処方医に問い合わせた場合に算定することができます（**表 3-10**）．

> 1　処方せんに基づき処方医に処方内容を照会し，処方内容が変更された場合
> 　　イ　残薬調整に係るもの以外　　　　　　40 点
> 　　ロ　残薬調整に係るもの　　　　　　　　20 点
> 2　患者へ処方せんを交付する前に処方医と処方内容を相談し，処方に係る提案が反映された処方せんを受け付けた場合
> 　　イ　残薬調整に係るもの以外　　　　　　40 点
> 　　ロ　残薬調整に係るもの　　　　　　　　20 点

重複投薬・相互作用等防止加算（外来）との違い

　外来では「加算」であることに対して，在宅の場合は「管理料」となります．在宅患者訪問薬剤管理指導料の加算ではないため，居宅療養管理指導費と一緒に算定することが可能です．もう1点は，外来では処方せん受付後の疑義照会で変更の場合のみが該当しますが，令和6年度調剤報酬改定において，在宅では「処方せん発行前の提案が採用された場合」でも算定できるようになりました．

照会・提案の手段

　照会や提案する手段として文書の有無は要件にはなく，診察同行や情報共有システムなどでも可能とされました．在宅医療では，MCS（Medical Care Station）などのコミュニケーションツールが活用されていることを理

第 3 章　訪問開始・指導料算定

表 3-10　在宅患者重複投薬・相互作用等防止管理料

概要（調剤報酬点数表）

区分 15 の 6　在宅患者重複投薬・相互作用等防止管理料

1　処方箋に基づき処方医に処方内容を照会し，処方内容が変更された場合
　　イ　残薬調整に係るもの以外の場合　40 点
　　ロ　残薬調整に係るものの場合　20 点
2　患者へ処方箋を交付する前に処方医と処方内容を相談し，処方に係る提案が反映された処方箋を受け付けた場合
　　イ　残薬調整に係るもの以外の場合　40 点
　　ロ　残薬調整に係るものの場合　20 点
注 1　区分番号 15 に掲げる在宅患者訪問薬剤管理指導料を算定している患者その他厚生労働大臣が定める患者に対して，薬剤服用歴に基づき，重複投薬，相互作用の防止等の目的で，処方医に対して処方箋の処方内容に係る照会又は患者へ処方箋を交付する前に処方内容に係る提案を行った結果，処方に変更が行われた場合に，処方箋受付 1 回につき所定点数を算定する．ただし，区分番号 00 に掲げる調剤基本料の注 2 に規定する別に厚生労働大臣が定める保険薬局（特別調剤基本料 B を算定する保険薬局）は，算定できない．
　　2　区分番号 10 の 2 に掲げる調剤管理料の注 3 に規定する重複投薬・相互作用等防止加算，区分番号 10 の 3 に掲げる服薬管理指導料，区分番号 13 の 2 に掲げるかかりつけ薬剤師指導料又は区分番号 13 の 3 に掲げるかかりつけ薬剤師包括管理料を算定している患者については，算定しない．

（厚生労働省：診療報酬の算定方法の一部を改正する告示【令和 6 年厚生労働省告示第 57 号】，別表第三　調剤報酬点数表．〈https://www.mhlw.go.jp/content/12404000/001218733.pdf〉より）

補足（調剤報酬点数表に関する事項）

区分 15 の 6　在宅患者重複投薬・相互作用等防止管理料

(1) 在宅患者重複投薬・相互作用等防止管理料は，薬剤服用歴等又は患者及びその家族等からの情報等に基づき，処方医に対して連絡・確認を行い，処方の変更が行われた場合に算定する．ただし，複数項目に該当した場合であっても，重複して算定することはできない．
(2) 受け付けた処方箋についてについて，処方医に対して連絡・確認を行い，処方の変更が行われた場合にには「1」を算定し，処方箋の交付前に処方しようとする医師へ処方に係る提案を行い，当該提案に基づく処方内容の処方箋を受け付けた場合には「2」を算定する．
(3)「1」のイ及び「2」のイにおける「残薬調整に係るもの以外の場合」とは，次に掲げる内容が該当する．

表3-10　在宅患者重複投薬・相互作用等防止管理料（続き）

　　ア　併用薬との重複投薬（薬理作用が類似する場合を含む.）
　　イ　併用薬, 飲食物等との相互作用
　　ウ　そのほか薬学的観点から必要と認める事項
(4)「残薬調整に係るものの場合」は, 残薬に関し, 受け付けた処方箋について, 処方医に対して連絡・確認を行い, 処方の変更が行われた場合には「1」の「ロ」を算定し, 処方箋の交付前に処方医への残薬に関連する処方に係る提案を行い, 当該提案が反映された処方箋を受け付けた場合には「2」の「ロ」を算定する. なお, 当該加算を算定する場合においては, 残薬が生じる理由を分析するとともに, 必要に応じてその理由を処方医に情報提供すること.
(5) 在宅患者重複投薬・相互作用等防止管理料の対象となる事項について, 受け付けた処方箋に基づき実施した場合は, 処方医に連絡・確認を行った内容の要点, 変更内容を薬剤服用歴等に記載する.
(6) 在宅患者重複投薬・相互作用等防止管理料の対象となる事項について, 患者へ処方箋を交付する前に処方内容に係る提案を実施した場合は, 処方箋の交付前に行った処方医への処方提案の内容（具体的な処方変更の内容, 提案に至るまでに薬学的見地から検討した内容及び理由等）の要点及び実施日時を薬剤服用歴等に記載する. この場合において, 医療従事者間のICTを活用した服薬状況等の情報共有等により対応した場合には, 処方提案等の行為を行った日時が記録され, 必要に応じてこれらの内容を随時確認できることが望ましい
(7) 同時に複数の処方箋を受け付け, 複数の処方箋について薬剤を変更した場合であっても, 1回に限り算定する.
(8) 在宅患者重複投薬・相互作用等防止管理料は, 特別調剤基本料Bを算定している保険薬局に算定できない.

(厚生労働省：診療報酬の算定方法の一部改正に伴う実施上の留意事項について（通知）【令和6年3月5日保医発0305第4号】, 別添3　調剤報酬点数表に関する事項. 〈https://www.mhlw.go.jp/content/12404000/001293314.pdf〉より）

解してくれています. もちろん, 要件として薬歴に提案した内容や日時を記載する必要があります.

 ## 「残薬調整に係るもの以外」に該当するもの

　「残薬調整に係るもの以外」は次のようなものが該当すると記載されています.

第 3 章　訪問開始・指導料算定

- 併用薬との重複投薬
- 併用薬，飲食物との相互作用
- その他，薬学的観点から必要と認めるもの

　さらにそのうち，「薬学的観点」については重複投薬・相互作用等防止加算（外来）についての疑義解釈が出ており（**表 3-11**），次のようなものが挙げられます．

薬学的観点

- 過去の副作用，アレルギー等情報に基づく疑義照会
  →おくすり手帳からの確認や事前の薬歴明記が必要
- 年齢や腎機能などを踏まえた投与量の変更などの疑義照会によるもの
- 服薬困難による剤形変更のための疑義照会によるもの

レセプト摘要欄への記載事項

　「残薬調整に係るもの以外」を算定する場合は，外来の重複投薬・相互作用等防止加算と同様にレセプト摘要欄への記載が必要です．

　「処方医に連絡・確認を行った内容の要点，変更内容を記載」することが必要であるとされ，「同種・同効の併用薬との重複投薬」，「併用薬・飲食物

表 3-11　薬学的観点に関する疑義解釈

（問 30）重複投薬・相互作用等防止加算及び在宅患者重複投薬・相互作用等防止管理料の算定対象の範囲について，「そのほか薬学的観点から必要と認める事項」とあるが，具体的にはどのような内容が含まれるのか．
（答）
薬剤師が薬学的観点から必要と認め，処方医に疑義照会した上で処方が変更された場合は算定可能である．具体的には，アレルギー歴や副作用歴などの情報に基づき処方変更となった場合，薬学的観点から薬剤の追加や投与期間の延長が行われた場合は対象となるが，保険薬局に備蓄がないため処方医に疑義照会して他の医薬品に変更した場合などは当てはまらない．

（厚生労働省保険局医療課：平成 28 年度調剤報酬改定　疑義解釈資料の送付について（その 1）．【平成 28 年 3 月 31 日事務連絡】〈https://www.mhlw.go.jp/file/06-Seisakujouhou-12400000-Hokenkyoku/0000119348.pdf〉より）

122

4　在宅患者重複投薬・相互作用等防止管理料

表3-12　残薬状況確認に関する疑義解釈

（問1）通常，同一医療機関・同一診療科の処方せんによる場合は重複投薬・相互作用防止加算を算定出来ないが，薬剤服用歴管理指導料の新たな要件として追加された「残薬の状況の確認」に伴い，残薬が相当程度認められて処方医への照会により処方変更（投与日数の短縮）が行われた場合に限り，同加算の「処方に変更が行われた場合」を算定できるものと解釈して差し支えないか．
（答）
差し支えない．ただし，残薬の状況確認に伴う処方変更は，頻回に発生するものではないことに留意する必要がある．

〔厚生労働省保険局医療課：平成24年度調剤報酬改定　疑義解釈資料の送付について(その1)【平成24年3月30日事務連絡】．〈https://www.mhlw.go.jp/seisakunitsuite/bunya/kenkou_iryou/iryouhoken/iryouhoken15/dl/zimu2-1.pdf〉より〕

等との相互作用」などと記載しましょう．また，「その他，薬学的観点から必要と認めること」の場合は具体的に記載しましょう．

注意点

　同時に「残薬調整に係るもの」と「残薬調整に係るもの以外」を提案していたり，処方前と処方後に2回行ったとしても1回しか算定できません．事前に残薬確認して提案している，診察同行して提案しているなど，在宅医療で薬剤師が取り組んでいたことが評価されて新設された調剤報酬です．これからは事前に残薬の確認や，処方提案を行うことがさらに積極的に行われるようになることを期待しています．

　ただし，外来の重複投薬・相互作用等防止加算において「残薬の状況確認に伴う処方変更は頻繁に発生するものではない，毎回取るような方は服薬支援を変える必要がある」と疑義解釈で示されていることから，毎回漫然と算定することには注意が必要です（表3-12）．

123

5 薬歴と報告書

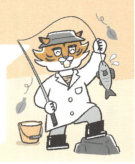

薬　歴

　薬剤服用歴（薬歴）は薬剤師が行った医療を記録したものです．調剤や服薬指導，患者の基礎情報や体質，疾患などについて記録します．一方で調剤報酬算定の根拠となる役割も果たします．このパートでは調剤報酬算定する上で記載が必要な要件について解説します．

　補足しておきますが，筆者は算定のためではなく，あくまでも患者の薬物療法のために薬歴を記載するべきという考えです．薬歴の基本的な書き方や考え方については山本雄一郎先生著『誰も教えてくれなかった実践薬歴　改訂版』（じほう，2024）をご参照ください．

　以下に，薬歴において記載しなければならない要点をまとめました．

在宅患者訪問薬剤管理指導料の薬剤服用歴（表 3-1，p.87）
・訪問の実施日
・訪問した保険薬剤師の氏名
・処方医から提供された情報の要点
・訪問に際して実施した薬学的管理指導の内容
・処方医に対して提供した訪問結果に関する情報の要点
・他職種から提供された情報の要点及び当該医療関係職種に提供した訪問結果に関する情報の要点

居宅療養管理指導費の薬剤服用歴（表 3-2，p.88）
・訪問の実施日
・訪問した保険薬剤師の氏名
・処方医から提供された情報の要点
・訪問に際して実施した薬学的管理指導の内容
・処方医に対して提供した訪問結果に関する情報の要点

・ 多職種から提供された情報の要点及び当該医療関係職種に提供した訪問結果に関する情報の要点

在宅患者緊急訪問薬剤管理指導料の薬剤服用歴（表 3-5, p.101）

・ 訪問の実施日
・ 訪問した保険薬剤師の氏名
・ 医師から緊急の要請があった日付
・ 要請の内容
・ 医師からの緊急訪問の要請に基づき訪問薬剤管理指導を実施した旨
・ 訪問に際して実施した薬学的管理指導の内容
・ 保険医に対して提供した訪問結果に関する情報の要点

在宅移行初期管理料の薬剤服用歴（表 2-8, p.74）

・ 訪問を実施した年月日
・ 特に重点的な服薬支援を行う必要性があると判断した対象患者
・ 実施した薬学的管理及び指導の内容等

在宅患者重複投薬・相互作用等防止管理料の薬剤服用歴（表 3-13）

・ 処方せんの交付前に行った処方医への処方提案の内容の要点
・ 実施日時

表 3-13　在宅患者重複投薬・相互作用等防止管理料の薬歴記載内容

補足（調剤報酬点数表に関する事項）

(6) 在宅患者重複投薬・相互作用等防止管理料の対象となる事項について，患者へ処方箋を交付する前に処方内容に係る提案を実施した場合は，処方箋の交付前に行った処方医への処方提案の内容（具体的な処方変更の内容，提案に至るまでに薬学的見地から検討した内容及び理由等）の要点及び実施日時を薬剤服用歴等に記載する．この場合において，医療従事者間の ICT を活用した服薬状況等の情報共有等により対応した場合には，処方提案等の行為を行った日時が記録され，必要に応じてこれらの内容を随時確認できることが望ましい

（厚生労働省：診療報酬の算定方法の一部改正に伴う実施上の留意事項について（通知）【令和 6 年 3 月 5 日保医発 0305 第 4 号】，別添 3　調剤報酬点数表に関する事項．〈https://www.mhlw.go.jp/content/12404000/001293314.pdf〉より）

報告書

　在宅訪問にかかる指導料はすべて，医師やケアマネジャーへの報告が義務付けられています．具体的には，在宅患者訪問薬剤管理指導料や在宅患者緊急訪問薬剤管理指導料などの医療保険の指導料は医師への報告が，居宅療養管理指導費などの介護保険の指導料は医師とケアマネジャーへの報告が義務付けられています．

　訪問後に作成する報告書ですが，「どのように書けば読んでもらえるかな？」と考える方もいるかと思います．実は報告書についてはほとんど決まりがありません．**表3-14, 15** のように，医師やケアマネジャーに対して文書による報告をすることが要件として記載されていますが，その記載事項や様式については規定されていません．

　以下に筆者の考えを紹介します．

報告書のポイント
▶ 報告書の様式には決まりはない
▶ 報告書は基本的には読んでもらえない（ことが多い）
▶ 必要なときに必要な情報が伝わるように伝達を工夫する

報告書作成ソフト
- 薬歴システム連動
- Word や Excel
- 手書き

　報告書の様式には決まりはないので，Word や Excel，手書きでもよいのですが，個人的には薬歴システムに搭載された在宅報告書作成機能を使用することを強く推奨します．その理由としては，薬歴作成と報告書作成を一括で行うことができるため効率的である点，電子媒体としてシステム内に残すことができる点が大きいです．薬歴システム以外で作成したものは紙として残しておくことや，薬歴システム内に画像として保管することが必要です．

5 薬歴と報告書

表3-14　報告書（医療保険）

補足（調剤報酬点数表に関する事項）

区分15　在宅患者訪問薬剤管理指導料

1　在宅患者訪問薬剤管理指導料

(1)　在宅患者訪問薬剤管理指導料は，在宅での療養を行っている患者であって通院が困難なものに対して，あらかじめ名称，所在地，開設者の氏名及び在宅患者訪問薬剤管理指導（以下「訪問薬剤管理指導」という。）を行う旨を地方厚生（支）局長に届け出た保険薬局の保険薬剤師が，医師の指示に基づき，薬学的管理指導計画を策定し，患家を訪問して，薬歴管理，服薬指導，服薬支援，薬剤服用状況及び薬剤保管状況の確認等の薬学的管理指導を行い，<u>当該指示を行った医師に対して訪問結果について必要な情報提供を文書で行った場合に</u>，在宅患者訪問薬剤管理指導料1から3まで及び在宅患者オンライン薬剤管理指導料を合わせて月4回（末期の悪性腫瘍の患者，注射による麻薬の投与が必要な患者及び中心静脈栄養法の対象患者にあっては，週2回かつ月8回）に限り算定する．　在宅患者訪問薬剤管理指導料は，定期的に訪問して訪問薬剤管理指導を行った場合の評価であり，継続的な訪問薬剤管理指導の必要のない者や通院が可能な者に対して安易に算定してはならない．例えば，少なくとも独歩で家族又は介助者等の助けを借りずに来局ができる者等は，来局が容易であると考えられるため，在宅患者訪問薬剤管理指導料は算定できない．　なお，在宅療養を担う保険医療機関の保険医と連携する他の保険医の求めにより，患家を訪問して必要な薬学的管理指導を行った場合は，当該保険医に加え，当該患者の在宅療養を担う保険医療機関の保険医にも必要な情報提供を文書で行うこと．また，在宅療養を担う保険医療機関の保険医と連携する他の保険医については，担当医に確認し，薬学的管理指導計画書等に当該医師の氏名と医療機関名を記載すること．

（厚生労働省：診療報酬の算定方法の一部改正に伴う実施上の留意事項について（通知）【令和6年3月5日保医発0305第4号】，別添3　調剤報酬点数表に関する事項．〈https://www.mhlw.go.jp/content/12404000/001293314.pdf〉より）

したがって，自動で保管されることは効率的です．

　「報告書に書いてあったのに……」と，翌処方時に提案などが反映されていないことはよくあります．在宅医（特に施設患者が多いところ）では日々大量の報告書が送られてきます．その中で1つ1つの報告書を確認することはほとんど不可能に近いと考えられます．普段の報告書は読まれにくいと割り切ったほうがよいです．これが薬歴システムを用いて効率的に行ったほうがよい理由でもあります．

127

第3章　訪問開始・指導料算定

表 3-15　報告書（介護保険）

第2　居宅サービス単位数表（訪問介護費から通所リハビリテーション費まで及び福祉用具貸与費に係る部分に限る．）に関する事項

6　居宅療養管理指導費

（4）薬剤師が行う居宅療養管理指導について

①　薬局薬剤師が行う居宅療養管理指導については，医師又は歯科医師の指示に基づき，薬剤師が薬学的管理指導計画を策定し，また，医療機関の薬剤師が行う場合にあっては，医師又は歯科医師の指示に基づき，利用者の居宅を訪問して，薬歴管理，服薬指導，薬剤服用状況及び薬剤保管状況の確認等の薬学的管理指導を行い，提供した居宅療養管理指導の内容について，利用者又はその家族等に対して積極的に文書等にて提出するよう努め，速やかに記録（薬局薬剤師にあっては，薬剤服用歴の記録，医療機関の薬剤師にあっては，薬剤管理指導記録）を作成するとともに，医師又は歯科医師に報告した上で，ケアマネジャーに対するケアプランの作成等に必要な情報提供を行うこととする．ケアマネジャーへの情報提供がない場合には，算定できないこととなるため留意すること．ただし，ケアマネジャーによるケアプランの作成が行われていない場合の取扱いについては，（3）③を準用する．

　併せて，利用者の服薬状況や薬剤の保管状況に問題がある場合等，その改善のため訪問介護員等の援助が必要と判断される事業者等に対して情報提供及び必要な助言を行うこととする．薬局薬剤師にあっては当該居宅療養管理指導の指示を行った医師又は歯科医師に対し訪問結果について必要な情報提供を文書で行うこととする．また，必要に応じて，（3）①の社会生活面の課題にも目を向けた地域社会における様々な支援につながる情報を把握し，関連する情報を指示を行った医師又は歯科医師に提供するよう努めることとする．提供した文書等の写しがある場合は，記録に添付する等により保存することとする．

（厚生省老人保健福祉局企画課長：指定居宅サービスに要する費用の額の算定に関する基準（訪問通所サービス，居宅療養管理指導及び福祉用具貸与に係る部分）及び指定居宅介護支援に要する費用の額の算定に関する基準の制定に伴う実施上の留意事項について【平成 12 年 3 月 1 日老企第 36 号】より）

　それでも必要なことは伝えないといけないのですが，どのようにすればよいでしょうか．どうしても伝えたい内容や緊急性のある場合は電話や SNS の DM 等で連絡を行いましょう．算定上必要な報告書とは別に連絡するようにしましょう．また，「ここだけは見てください」と強調して送付したり，施設ごとの患者一覧を作成することも有効です．

文献

1) 厚生労働省：診療報酬の算定方法の一部改正に伴う実施上の留意事項について（通知）【令和6年3月5日保医発0305第4号】，別添3　調剤報酬点数表に関する事項．〈https://www.mhlw.go.jp/content/12404000/001293314.pdf〉（2025年1月アクセス）

2) 厚生労働省保険局医療課長，厚生労働省保険局歯科医療管理官：「診療報酬請求書等の記載要領等について」等の一部改正について（通知）【令和6年3月27日保医発0327第5号】，別添1　診療報酬請求書等の記載要領．〈https://www.mhlw.go.jp/content/12404000/001252059.pdf〉（2025年1月アクセス）

3) 一般社団法人日本保険薬局協会　医療制度検討委員会：令和4年度診療報酬改定等に関する調査報告書，2022.〈https://secure.nippon-pa.org/pdf/enq_2022_05.pdf〉（2025年1月アクセス）

4) 指定居宅サービス等の事業の人員，設備及び運営に関する基準等の一部を改正する省令【令和6年厚生労働省令第16号】，指定居宅介護支援等の事業の人員及び運営に関する基準【平成11年厚生省令第38号】．

5) 厚生労働省：診療報酬の算定方法の一部を改正する告示【令和6年厚生労働省告示第57号】，別表第三　調剤報酬点数表．〈https://www.mhlw.go.jp/content/12404000/001218733.pdf〉（2025年1月アクセス）

6) 厚生労働省保険局医療課：令和2年度調剤報酬改定　疑義解釈資料の送付について（その1）【令和2年3月3日事務連絡】．〈https://www.mhlw.go.jp/content/12400000/000615888.pdf〉（2025年1月アクセス）

7) 厚生労働省保険局医療課：平成28年度調剤報酬改定　疑義解釈資料の送付について（その1）．【平成28年3月31日事務連絡】〈https://www.mhlw.go.jp/file/06-Seisakujouhou-12400000-Hokenkyoku/0000119348.pdf〉（2025年1月アクセス）

8) 厚生労働省保険局医療課：平成24年度調剤報酬改定　疑義解釈資料の送付について（その1）【平成24年3月30日事務連絡】．〈https://www.mhlw.go.jp/seisakunitsuite/bunya/kenkou_iryou/iryouhoken/iryouhoken15/dl/zimu2-1.pdf〉（2025年1月アクセス）

9) 厚生省老人保健福祉局企画課長：指定居宅サービスに要する費用の額の算定に関する基準（訪問通所サービス，居宅療養管理指導及び福祉用具貸与に係る部分）及び指定居宅介護支援に要する費用の額の算定に関する基準の制定に伴う実施上の留意事項について【平成12年3月1日老企第36号】．

10) 山本雄一郎：誰も教えてくれなかった実践薬歴　改訂版．じほう，2024.

第3章 訪問開始・指導料算定

章末問題

▼ Google フォームからも解答・採点可能！
https://docs.google.com/forms/d/e/1FAIpQLSeZO6X8gZxU
D1hIHmASM3QRiwIYYalsOTjQOplOJEu7fEOkfg/viewform

○か×で解答してください．

問 3-1	在宅患者に対して週に1回，毎週水曜日に訪問しており，前の週も水曜日に訪問して居宅療養管理指導費を算定していた．今週は水曜日が祝日であったため，火曜日に訪問して居宅療養管理指導費を算定した． ※がんの終末期ではなく，麻薬注射や中心静脈栄養法も利用していない．	答え
問 3-2	認知症が訪問薬剤管理指導の対象疾患である在宅患者において，膀胱炎に対し抗菌薬の臨時処方が出たため緊急に訪問した．この場合は在宅患者緊急訪問薬剤管理指導料1（500点）を算定する．	答え
問 3-3	在宅患者重複投薬・相互作用等防止管理料は，処方せん受付後に提案し変更した場合についても算定することができる．	答え
問 3-4	処方せん発行前に医師に提案する際，書面で提案していなければ在宅患者重複投薬・相互作用等防止管理料は算定できない．	答え
問 3-5	通常，在宅患者緊急訪問薬剤管理指導料は1（500点）と2（200点）をそれぞれ月に4回ずつ算定することができる． ※がん末期，麻薬注射を使用している患者ではない．	答え
問 3-6	居宅療養管理指導費を算定する上での薬歴には，通常の服薬管理指導料で規定された記載項目に加えて「訪問した薬剤師の氏名」，「医師に対して情報提供した内容の要点」，「訪問に際して実施した指導内容」などの記載が必要である．	答え
問 3-7	退院直後にサービス担当者会議を自宅で行う場合には，退院時共同指導料を算定することができる．	答え
問 3-8	在宅患者訪問薬剤管理指導料の報告書には，記載項目や様式についての規定はない．	答え
問 3-9	薬学的管理指導計画に疾患名を記載することは必須とはされていないが，在宅患者緊急訪問薬剤管理指導料を算定する際に，1（500点）と2（200点）を判断するための重要な情報になる．	答え
問 3-10	在宅患者緊急訪問薬剤管理指導料を算定する際，薬剤服用歴には「医師から緊急の要請があった日付」を記載しなければならない．	答え

▶解答・解説は p.175

第3章のふり返り

　第3章ではいよいよ本格的に訪問指導が開始となりました．いろははサービス担当者会議に参加し，さまざまなパターンの訪問指導の算定や薬歴の記載事項について学びました．サービス担当者会議では福祉用具レンタル業者が参加していることにいろはは驚いていましたが，在宅医療においては非常に重要な職種です．その他にも多くの職種が在宅医療で活躍しているので，ぜひ現場で経験してみてください．訪問指導料については，定期的な指導料である在宅患者訪問薬剤管理指導料／居宅療養管理指導費を算定することはできると思いますが，在宅患者緊急訪問薬剤管理指導料を適切に算定している薬局は少ないのではないでしょうか．計画書をもってそれぞれの指導料を算定しましょう．今回紹介した在宅移行初期管理料や在宅患者重複投薬・相互作用等防止管理料の業務なども，普段から行っているのではないでしょうか．それらを適切に算定しましょう．

　第4章はいよいよ最終章，トキさんが生活の場を移すことになります．施設の種類や算定について学びます．第3章ではYU薬剤師からの助言により，タイガー薬剤師が何でも「やってみよう」と言ってくる真意をいろはは知りました．主体的に取り組む気持ちが芽生えてきました．最後の第4章では精神的に成長したいろはを見てあげてください．

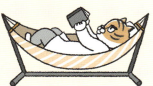

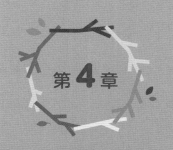

第4章
単一建物居住者人数の算定ルール

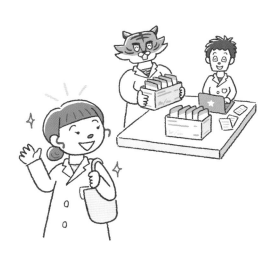

トキさんの訪問対応に慣れてきたいろは．そんな中，トキさんの生活にさらなる変化が……？ このパートでは，「施設・サービスの種類と訪問指導料の算定」，「単一建物居住者の考え方」について詳しく解説します．

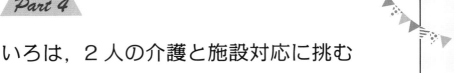

Part 4
いろは，2人の介護と施設対応に挑む

　トキさんの訪問を始めてから約2ヵ月が経った．今では私1人で訪問対応を行うようになり，少しずつ自信がついてきた．そんな8月のある日，トキさんの娘，マサコさんから薬局に電話がかかってきた．
『父が今週の木曜日に退院することになりました．認知症が進んでいるので，父の薬の管理もお願いできませんか？』
　トキさんの夫，丸山トシロウさん（87歳）は以前からアウトドア薬局をかかりつけ薬局として利用していた．これまでは介護保険の認定は受けていなかったが，入院中に申請をして，審査を受けたということだった．
「もちろんです！　トキさんと一緒に担当しますので，詳しくはまたお伝えしますね」
『ありがとうございます．ちょうど木曜日はいろはさんが来る日ですよね？　そのとき，私も実家に行くので一緒にお願いできますか？』
「はい，承知しました」
　電話を切り，すぐにタイガーさんに，トシロウさんの退院と新たな依頼を伝えた．
「トシロウさんも退院するんだ．よかったね．じゃあ契約を進めないといけないね」
「でも，トシロウさんはまだ介護保険の認定を受けてないみたいです．認定が下りるまでは契約はできないですよね？　その間は医療保険で対応するんですよね？」
「いや，介護保険は申請日から利用することができるんだよ．もちろん，認定されるまで請求は保留にしておくことになるけど，契約自体は今から進めておいて大丈夫だよ」
「そうなんですね！　てっきり認定が下りてからじゃないと契約も請求もできないと思っていました．同じ建物に，居宅療養管理指導の対象者が2人になるから，居宅療養管理指導費の区分も【2〜9人】になりますよね？」
　居宅療養管理指導費は，単一建物に住む人数によって3つの区分に分かれており，人数が増えれば適用される区分も変わる（**表 4-1**）．私は当然，2人になるの

Part 4　いろは, 2人の介護と施設対応に挑む

で【2〜9人】の区分になると思っていた.

　しかし, タイガーさんはニヤリと笑って言った.

「本当にそうかな?」

「えっ? 2人になるから【2〜9人】になるはずじゃ……?」

「実は, 在宅患者訪問薬剤管理指導料や居宅療養管理指導費には特例があってね (**表4-2, 3**). 1つの居宅に居宅療養管理指導費の対象となる同居する同一世帯の利用者が2人以上いる場合の居宅療養管理指導費は, 利用者ごとに『単一建物

表4-1　薬局の薬剤師による訪問サービスの点数・単位数

	医療保険	介護保険
単一の建物の居住者 1人に対して行う場合	650 点	518 単位
単一の建物の居住者 2〜9人に対して行う場合	320 点	379 単位
単一の建物の居住者 10人以上に対して行う場合	290 点	342 単位

表4-2　単一建物居住者の人数について（医療保険）

区分15　在宅患者訪問薬剤管理指導料

1　在宅患者訪問薬剤管理指導料

（2）在宅患者訪問薬剤管理指導料は, 単一建物診療患者の人数に従い算定する. ここでいう「単一建物診療患者の人数」とは, 当該患者が居住する建築物に居住する者のうち, 当該保険薬局が訪問薬剤管理指導料を算定する者の人数をいう. なお, ユニット数が3以下の認知症対応型共同生活介護事業所については, それぞれのユニットにおいて, 在宅患者訪問薬剤管理指導料を算定する人数を, 単一建物診療患者の人数とみなすことができる.

（12）1つの患家に当該指導料の対象となる同居する同一世帯の患者が2人以上いる場合は, 患者ごとに「単一建物診療患者が1人の場合」を算定する. また, 当該建築物において, 当該保険薬局が在宅患者訪問薬剤管理指導料を算定する者の数が, 当該建築物の戸数の10％以下の場合又は当該建築物の戸数が20戸未満であって, 当該保険薬局が在宅患者訪問薬剤管理指導料を算定する者の数が2人以下の場合には, それぞれ「単一建物診療患者が1人の場合」を算定する.

（厚生労働省：診療報酬の算定方法の一部改正に伴う実施上の留意事項について（通知）【令和6年3月5日保医発0305第4号】, 別添3　調剤報酬点数表に関する事項.〈https://www.mhlw.go.jp/content/12404000/001293314.pdf〉より）

135

第4章　単一建物居住者人数の算定ルール

表4-3　単一建物居住者の人数について（介護保険）

第2　居宅サービス単位数表（訪問介護費から通所リハビリテーション費まで及び福祉用具貸与費に係る部分に限る．）に関する事項

6　居宅療養管理指導費

（2）単一建物居住者の人数について

　　　居宅療養管理指導の利用者が居住する建築物に居住する者のうち，同一月の利用者数を「単一建物居住者の人数」という．単一建物居住者の人数は，同一月における以下の利用者の人数をいう．

　ア　養護老人ホーム，軽費老人ホーム，有料老人ホーム，サービス付き高齢者向け住宅，マンションなどの集合住宅等に入居又は入所している複数の利用者

　イ　小規模多機能型居宅介護（宿泊サービスに限る．），認知症対応型共同生活介護，複合型サービス（宿泊サービスに限る．），介護予防小規模多機能型居宅介護（宿泊サービスに限る．），介護予防認知症対応型共同生活介護などのサービスを受けている利用者

　　　ただし，ユニット数が3以下の認知症対応型共同生活介護事業所については，それぞれのユニットにおいて，居宅療養管理指導費を算定する人数を，単一建物居住者の人数とみなすことができる．また，1つの居宅に居宅療養管理指導費の対象となる同居する同一世帯の利用者が2人以上いる場合の居宅療養管理指導費は，利用者ごとに「単一建物居住者が1人の場合」を算定する．さらに，居宅療養管理指導費について，当該建築物において当該居宅療養管理指導事業所が居宅療養管理指導を行う利用者数が，当該建築物の戸数の10％以下の場合又は当該建築物の戸数が20戸未満であって，当該居宅療養管理指導事業所が居宅療養管理指導を行う利用者が2人以下の場合には，それぞれ「単一建物居住者が1人の場合」を算定する．

（厚生省老人保健福祉局企画課長：指定居宅サービスに要する費用の額の算定に関する基準（訪問通所サービス，居宅療養管理指導及び福祉用具貸与に係る部分）及び指定居宅介護支援に要する費用の額の算定に関する基準の制定に伴う実施上の留意事項について【平成12年3月1日老企第36号】より）

居住者が1人の場合』を算定するんだ」

「えっ，そうなんですか！　知りませんでした．じゃあ，居宅療養管理指導を行う患者は2人いるけど，同一世帯で同居しているから，2人とも【1人】の区分で算定するんですね」

「そういうこと．だからトキさんの区分も変わらないんだよ」

　私は驚きつつも，新たな知識を得たことに少しうれしくなった．経験を積むことで，こうして自分の成長を感じられる瞬間が増えてきた．

そして，約束の木曜日に私はトキさんの家を訪問して，マサコさんに介護保険の契約について丁寧に説明した．その後，トシロウさんの薬を整理し，今後の服薬管理について方針を確認した．トキさん同様，トシロウさんも毎週木曜日に訪問し，カレンダーで内服薬の管理を行うことが決まった．

幸いなことに，在宅医の武藤先生とケアマネジャーの中島さんもトキさんと同じ担当者であったため，連絡や調整もスムーズに進んだ．顔なじみの医療チームがバックアップしてくれることで，私は以前より自信を持って対応できるようになった．トシロウさんは無事に要介護1の認定を受け，トキさんと一緒にデイサービスに通うことになった．夫婦そろって同じ施設での活動は，トシロウさんにとっても精神的な支えとなり，生活のリズムが整ってきた様子だった．

私は，薬局での薬の管理だけでなく，患者の生活全体に寄り添いながら，その生活の質を少しでも向上させられる在宅医療のやりがいをあらためて感じた．

トシロウさんの訪問を始めてから，早くも2ヵ月が経った．
「トシロウさん，こんにちは」
「おぉ？」
「お父さん，誰かわかっている？」
とトキさんが問いかける．
「わかるわかる．あの人や．ほら，あの……」
「もう，いつになったら覚えるの．お薬を持ってきてくれる，薬剤師のいろはさんよ」
と，呆れたようにトキさんが言う．
「わかっとる！ いろはさん，いつもありがとう！」
トシロウさんはにこやかに応じた．
「お薬，ここにセットしておきますね．しっかり飲んでくださいね」
私はトシロウさんに，カレンダーにセットした薬を見せて伝えた．
「おぉ，そこに入れておいてくれるんか．便利やねぇ．でも，そんなのせんでも薬は飲んどるよ」

第4章　単一建物居住者人数の算定ルール

「何言っているの，いつもカレンダーに入れてもらっているじゃない．薬も私が
出してあげないと……出してもなかなか飲まないくせに」

　トキさんは呆れ気味に答えた．毎週このやり取りだ．

「お母さん，そんな言い方しないほうがいいって，いろはさんから前に教えても
らったでしょ」

　とマサコさんはたしなめる．最近，マサコさんが家にいることが多く，両親の
手伝いをしているようだ．

　私は先月，認知症の患者さんとの接し方についてトキさんとマサコさんに伝え
ていたが，トキさんはまだ元気だったころのトシロウさんのイメージが強く，認
知症の進行を受け入れるのに苦労しているようだった．

　その日の訪問を終え，家を出ようとしたとき，玄関先でマサコさんに呼び止め
られた．

「実はもう2人で生活するのは厳しいかもしれないの．父の認知症が進んできて，
母も自分のことで精一杯で，父の世話はできないみたい．施設に入ってもらうし
かないのかしら」

　私も最近，トキさんの表情が暗いことが気になっていた．

「そうですよね．お二人での生活は大変だと思います．トキさんの負担も気になっ
てました．マサコさんも毎日は来られませんもんね．私も何か考えてみますね」

　そういって家を後にしたものの，気になってしまい，薬局に戻る前に，タイ
ガーさんに電話をかけた．事情を説明すると，タイガーさんからは，

『それはケアマネジャーさんに相談したほうがいいね．中島さんの事業所，確か
その近くにあったんじゃなかったっけ？　行って……』

「このまま行ってきます！」

『お，お願いします』

　タイガーさんが少し驚いている様子が目に浮かんだ．自分でも即座に行動を決
断したことに少し戸惑いつつ，私は中島さんの事業所へ向かった．移動中，中島
さんに何を話そうか考えていると，ふと気になることが頭をよぎった．

138

(あれ？ 施設によっては訪問指導料を算定できないところがあったような……．ちょっと調べておこう)

事業所に到着し，
「こんにちはー．ケアマネジャーの中島さんいらっしゃいますか？」
と声をかける．
「はーい．あら……，えっと，薬剤師さんですよね．いつもありがとうございます．どうしたんですか？」
「今日，丸山さんのご自宅に訪問してきたんですが，娘さんから施設について相談を受けたんです」
「あー，やっぱりね．トシロウさんの認知症が進んできているから，私もトキさんが大変そうだなって思ってたのよ．ショートステイとか提案したことがあるんだけど，拒否されちゃってね．あれ，ショートステイってお薬を持っていけるんでしたっけ？」
「ショートステイでは居宅療養管理指導は算定できなかったはずです．緊急時であれば医療保険になるので対応可能です」
「そうよね．トシロウさんには老健か認知症のグループホームがいいかなと思っているんだけど，老健とグループホームはどうだっけ？」
(老健……介護老人保健施設のことだったな)
「認知症グループホームなら居宅療養管理指導の算定はできますが，老健は院外処方せんが出せないので，算定はできません」
「老健はダメなのね．ありがとうございます，さすが頼りになるわ！ 私もマサコさんに連絡してみるね」

事業所に来る前に少しだけ施設やサービスの違いをスマホで調べておいたことが思いのほか役立ったことに少しホッとした．それと同時に一歩踏み出す勇気が，次第に自信へとつながっていくことを実感した．

薬局に戻ってタイガーさんにケアマネジャー事業所で中島さんと話した内容を報告した．

第4章 単一建物居住者人数の算定ルール

「ちゃんと施設やサービスについて答えられてよかったね」
「はい．自分で行こうと思ってから，何を話すべきか考えてたんです．そこで施設によって訪問指導料が算定できるかできないか違いがあることを思い出したんです」

それから1ヵ月後，中島さんから電話があった．
『四季というグループホームに空きが出て，トシロウさんはそこに入ることになりました』
四季グループホームは，アウトドア薬局がすべての入居者のお薬管理を担当している施設だった．
「そうなんですね！ そこならうちの薬局で担当しているので，施設の方とも話しておきますね」
『あら，それは助かります．それから，トキさんも有料老人ホームの加能の里に来月から入居することになりました．ここは関わりありますか？』
加能の里には，アウトドア薬局が担当している患者が数名入居している．
「はい，全員ではないですが，何人か担当していますので，こちらも確認しておきますね！」
『ありがとうございます．トシロウさんはグループホームに入るので，私の担当から外れますが，トキさんは引き続き私が担当しますので，これからもよろしくお願いします』
「わかりました！ こちらこそよろしくお願いします！」

その報告をタイガーさんにすると，
「トシロウさんは四季グループホーム，トキさんは加能の里か．どちらもうちで担当している施設だね」
と返答があった．
「ところで，施設に入るとケアマネジャーが変わったりするんですか？」
「グループホームの場合，事業所ごとにケアマネジャーが配置されていて，入居

者全員のケアプランを担当するんだ．だからトシロウさんは中島さんの担当から外れたんだよ」

「なるほど！ じゃあ，有料老人ホームの場合は違うんですか？」

「有料老人ホームでは，施設によって事業所が中にあって，すべての入居者がその事業所のケアマネジャーになる場合もあるけど，基本的にはもともとのケアマネジャーがそのまま担当することが多いかな」

「そうなんですね．中島さんとはいい関係を築けているので，これからも一緒に仕事ができるのはうれしいです」

「さて，今度はトシロウさんの居宅療養管理指導費の区分が変わることをマサコさんに伝えておかないとね」

「そうですね．四季グループホームは17人担当していますから，【10人以上】の区分になりますよね？」

「おっと，本当にそうかな？」

「えっ？」

（前にもこんなやり取りがあったような……）

　四季グループホームは2階建ての，認知症対応型共同生活介護という居宅系サービスの事業所だ．1階は8人，2階は9人の入居者が生活している（図4-1）．

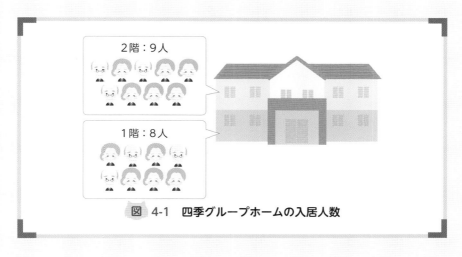

図 4-1　四季グループホームの入居人数

第 4 章　単一建物居住者人数の算定ルール

トシロウさんが入居すると合計 18 人になるので，私は当然，居宅療養管理指導
費の算定区分が【10 人以上】になると思っていた．

「施設には 18 人いて，全員アウトドア薬局で担当しているから，【10 人以上】
じゃないんですか？」

「実は，グループホームには特別な規定があるんだ．グループホームは 1 ユニッ
トの人数が 5 ～ 9 人と決められていて，そのユニットごとに単一建物居住者の人
数として算定するんだよ．だから四季グループホームの場合，1 階と 2 階がそれ
ぞれ別のユニットとして扱われるから，どちらも【2 ～ 9 人】の区分になるんだ」

「そんな特例があったんですね．知らなかったです……．マサコさんに説明する
前でよかった．じゃあトシロウさんもトキさんも【2 ～ 9 人】の区分になりますね！」

「おっと，いろはさん本当にそれで大丈夫かな？」

（また！？）

「えーと，トシロウさんは【2 ～ 9 人】の区分で間違いないですよね．トキさんが
入居する加能の里では，現在 3 人担当しているので，トキさんが入居すると合計
4 人になります．なので，区分は【2 ～ 9 人】ですよね？」

「実はトキさんは【1 人】の区分のままなんだよ」

「えー，また特例ですか？」

「そうなんだ．加能の里は訪問指導をしてもらう薬局を 1 つに決めていなくて，
患者によって担当する薬局が別々なんだ．ところで，この施設は何部屋あるか
知ってる？」

「結構広いですよね．確か……，50 くらい？」

「そう，最大 50 戸の施設なんだ．そして，自薬局の利用者の人数が，戸数の
10% 以下の場合は，【1 人】の区分を算定することになるんだよ」

「えっ，ということは，私たちの担当人数が 5 人までなら，【1 人】の区分になる
んですね……．うぅ，ややこしい」

「そうそう．こういった規定は知られていないことが多いけど，地域支援体制加
算の要件で【1 人】の区分の実績が求められることもあるから，知っておくと役立
つよ」

Part 4 いろは，2人の介護と施設対応に挑む

　次の木曜日，私は訪問して，トシロウさんの居宅療養管理指導費が変更になることをマサコさんに説明した．
「これからもアウトドア薬局さんで担当してもらえてよかったわ．先生は変わるみたいだから，薬局も変更になるんじゃないかと心配していたの」
「ご安心ください，これからも引き続きお手伝いさせていただきます．ちなみに，トキさんの金額は変わりませんが，トシロウさんは518単位から379単位に変更になります」
「そうなのね．でも，安くなるならそれでいいわ．来週から施設に入る予定だけど，その時点で変更になるのかしら？」
「あ，えーと……．ちょっと自信がないので，確認してもいいですか？」
「もちろん．どうぞ」
　私は一度外に出て，薬局に電話をかけた．電話に出たのはYUさんだった．
『いろはさん，どうしたの？』
　私は経緯を説明した．
『そっか，トシロウさんは今月2回，518単位で算定しているんだね．それなら施設に入ったあとも今月は518単位で，来月から379単位になるよ．月の途中で変わることはなくて，月の初めの状態で算定する点数をそのまま算定するんだ』
「そうなんですね！　ありがとうございます」

　急いで家に戻り，マサコさんに伝えた．
「マサコさん，すみません．変更は来月からで，今月は518単位のままです」
「そうなのね．わざわざ確認してくれてありがとう．これからもよろしくお願いします」
「こちらこそ，よろしくお願いします！」

　マサコさんへの説明を終えて，私はタイガーさんに言わなければならないことがあった．

143

第4章 単一建物居住者人数の算定ルール

「タイガーさん，これからもトシロウさんとトキさんの訪問を私に任せてもらえますか？」

「もちろん！ せっかくだから，四季と加能の里の患者さんもまとめていろはさんに任せちゃおう！」

「はい，ありがとうございます！」

　こうして私は，トシロウさん，トキさんを含め，2つの施設の患者さんを担当することになった．以前の私なら，施設の担当なんて自信がなくて断っていたかもしれない．でも，今は違う．タイガーさんやYUさんと一緒に訪問した経験もあり，職員さんとも顔なじみだから話もしやすい．きっと大丈夫！

　自分の成長を感じながら，私は新たな挑戦に胸を躍らせていた．

1 施設・サービスの種類と訪問指導料の算定

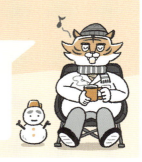

　介護施設には多くの種類があります．特別養護老人ホーム，有料老人ホーム，サービス付高齢者向け住宅，高齢者グループホーム……など多くあり，それらの違いも難しいですよね．さらに，施設だけではなく介護保険の施設系のサービスもあります．薬剤師が訪問して在宅患者訪問薬剤管理指導料や居宅療養管理指導費（以下，訪問指導料）を算定できるかどうかは，施設やサービスの種類によって異なります．このパートでは薬局が訪問可能（訪問指導料算定が可能）な施設・サービスについて解説します（**表 4-4**）．

 訪問指導料算定可否の考え方のポイント
▶ 医師・薬剤師の配置が義務付けられている施設は算定不可

施設の種類

表 4-4 の①〜⑫の施設について紹介します[3)]．

① 養護老人ホーム

根拠となる法律等	老人福祉法第 20 条の 4
入所基準	自立した高齢者
医師・薬剤師の配置義務	医　師
院外処方せん発行	可
在宅患者訪問薬剤管理指導料	算定不可
居宅療養管理指導費	算定不可

　養護老人ホームは生活環境や経済的に困窮した高齢者を養護し，社会復帰させる施設です．環境上の理由，経済的理由で困窮した高齢者が，自立した

145

表4-4 訪問指導料の算定可否一覧

	配置義務		医療保険	介護保険
	医 師	薬剤師	在宅患者訪問薬剤管理指導	居宅療養管理指導
① 養護老人ホーム	◯	×	×	×
② 特別養護老人ホーム（特養）	◯	×	×* 1	×
③ 軽費老人ホーム（ケアハウス） A型	◯	×	×	×
③ 軽費老人ホーム（ケアハウス） B型, ケアハウス	×	×	◯	◯
④ 介護老人保健施設（老健）	◯	◯	×	×
⑤ グループホーム（認知症対応型共同生活介護）	×	×	×	◯
⑥ 有料老人ホーム	×	×	◯	◯
⑦ サービス付き高齢者向け住宅	×	×	◯	◯
⑧ 特定施設	△	×	×	◯* 2
⑨ 介護医療院	◯	◯	×	×
⑩ 身体障害者施設等	△	×	◯* 2	◯* 2
⑪ 短期入所生活介護（ショートステイ）	×	×	×	×
⑫ （看護）小規模多機能型居宅介護の宿泊サービス	×	×	×	◯

△　施設によっては配置されていることもある.
＊1　末期の悪性腫瘍患者の場合, 医療保険で在宅患者訪問薬剤管理指導料が算定可.
＊2　医師が配置されていた場合は算定不可.

日常生活を送り, 社会活動に参加できるようにするための施設です.

医師の配置義務があるため訪問指導料算定不可です.

② 特別養護老人ホーム（特養）

根拠となる法律等	老人福祉法第20条の5（介護保険法第8条）
入所基準	原則として要介護3以上
医師・薬剤師の配置義務	医 師
院外処方せん発行	可
在宅患者訪問薬剤管理指導料	算定不可（末期の悪性腫瘍の患者のみ可）
居宅療養管理指導費	算定不可

特別養護老人ホーム（特養）は介護が必要な方に, 介護サービスと生活の場を提供する公的な介護保険施設です. 介護老人福祉施設とも呼ばれます.

1 施設・サービスの種類と訪問指導料の算定

費用が安く，24 時間介護を受けられます．さらに終身に渡り，入所できるメリットがありますが，入居までに順番待ちなど時間がかかります．

医師の配置義務があるため**訪問指導料算定不可**です．ただし，末期の悪性腫瘍患者のみ，在宅患者訪問薬剤管理指導料（医療保険）で算定可能となっています．この場合，要介護認定を受けていたとしても医療保険の対象となります．

③ 軽費老人ホーム（ケアハウス）

根拠となる法律等	老人福祉法第 20 条の 6
入所基準	原則 60 歳以上
医師・薬剤師の配置義務	Ａ型のみ→医師，他→なし
院外処方せん発行	可
在宅患者訪問薬剤管理指導料	Ａ型→算定不可，他→算定可
居宅療養管理指導費	Ａ型→算定不可，他→算定可

軽費老人ホーム（ケアハウス）は 60 歳以上の高齢者で，家族などの身寄りがなく，経済的に自宅での生活が困難な人が安価な費用で入居できる施設です．Ａ型，Ｂ型，ケアハウスの 3 種類があり，それぞれで対象者が異なります．Ａ型のみ**医師の配置義務**があるため**訪問指導料算定不可**ですが，その他では**算定可能**です．

④ 介護老人保健施設（老健）

根拠となる法律等	介護保険法第 8 条
入所基準	65 歳以上で要介護 1 以上
医師・薬剤師の配置義務	医師・薬剤師
院外処方せん発行	不可（老健施設の医師ではない保険医療機関の保険医が抗悪性腫瘍剤等を投与する場合は処方箋交付可）
在宅患者訪問薬剤管理指導料	算定不可
居宅療養管理指導費	算定不可

老健は介護を必要とする高齢者の自立を支援し，家庭への復帰を目指すことを目的とした施設です．医師による医学的管理の下，看護・介護，作業療法士や理学療法士等によるリハビリテーション，また，栄養管理・食事・入浴などの日常サービスまで併せて提供します．

147

院外処方せん発行は不可であり，**医師および薬剤師の配置義務**もあることから，**訪問指導料算定不可**です．業務委託契約を結び薬局で調剤しているケースもあります．

⑤ グループホーム（認知症対応型共同生活介護）

根拠となる法律等	老人福祉法第 5 条の 2，介護保険法第 8 条
入所基準	認知症の症状がある・65 歳以上・要支援 2 または要介護 1 以上
医師・薬剤師の配置義務	な し
院外処方せん発行	可
在宅患者訪問薬剤管理指導料	算定不可（要介護者を対象としている施設のため）
居宅療養管理指導費	算定可

グループホーム（認知症対応型共同生活介護）とは，認知症の人だけのケア付き住宅で，認知症のある要介護者が持っている能力に応じて自立した日常生活を営むことができるようにする目的で提供されるサービスです．1 つの共同生活住居に 5 人〜 9 人の少人数の利用者が，介護スタッフとともに共同生活を送ります．

要介護者を対象としているため，**居宅療養管理指導費（介護保険）のみ算定可能**な施設となっています．

また，単一建物居住者の考え方が少し特殊なケースなので，「4-2 単一建物居住者の考え方」（p.153）で詳細に解説します．

⑥ 有料老人ホーム

根拠となる法律等	老人福祉法第 29 条
入所基準	原則 65 歳以上（他の要件は施設の種類による）
医師・薬剤師の配置義務	な し
院外処方せん発行	可
在宅患者訪問薬剤管理指導料	算定可
居宅療養管理指導費	算定可

有料老人ホームは，高齢者が心身の健康を維持しながら生活できるように配慮された「住まい」です．公的施設や民間運営の施設があり，費用によってはさまざまです．費用が高いところもありますが，すぐに入居することが

できることから件数は増え続けています.

医師や薬剤師の配置義務がないため，訪問指導料の算定は在宅患者訪問薬剤管理指導料（医療保険）・居宅療養管理指導費（介護保険）ともに可能です.

⑦ サービス付き高齢者向け住宅

根拠となる法律等	高齢者の居住の安定を確保する法律第 5 条
入所基準	60 歳以上の高齢者 または 60 歳未満で要介護認定
医師・薬剤師の配置義務	な　し
院外処方せん発行	可
在宅患者訪問薬剤管理指導料	算定可
居宅療養管理指導費	算定可

サービス付き高齢者向け住宅は「サ高住」や「サ付き住宅」などと呼ばれ，高齢者が自宅のように自由に暮らしながら，スタッフによる安否確認や生活相談などのサービスを受けられる賃貸住宅です．高齢者の居住の安定を確保することを目的として，2011 年に国土交通省と厚生労働省が共同で制度化されてから急速に増加しています.

医師や薬剤師の配置義務はないため，訪問指導料の算定は在宅患者訪問薬剤管理指導料（医療保険）・居宅療養管理指導費（介護保険）ともに可能です.

⑧ 特定施設

根拠となる法律等	介護保険法第 8 条
入所基準	「要介護 1 〜 5」の認定
医師・薬剤師の配置義務	なし（医師を配置している施設もある）
院外処方せん発行	可
在宅患者訪問薬剤管理指導料	算定不可（要介護者を対象としている施設のため）
居宅療養管理指導費	算定可（医師が配置されている場合不可）

特定施設は介護保険法に基づき，要介護や要支援の入居者に対して，一定のサービスや基準を満たした介護施設のことです．有料老人ホーム，軽費老人ホーム（ケアハウス），養護老人ホーム，サービス付き高齢者向け住宅が指定されます.

ケアマネジャーが作成したケアプランに基づき，食事介助や入浴介助，排泄介助などのほか，生活全般にかかわる身体的介護サービスと，機能回復の

ためのリハビリテーションを受けられる厚生労働省令が定めた施設です.

養護老人ホームやケアハウスで**医師が配置されている場合は訪問指導料算定不可**です. 医師・薬剤師の配置がない施設であれば**居宅療養管理指導費（介護保険）**が算定可能です. 介護保険を前提としたサービスのため，医療保険での算定は不可です.

⑨ 介護医療院

根拠となる法律等	介護保険法第 8 条
入所基準	「要介護 1 ～ 5」の認定
医師・薬剤師の配置義務	医師・薬剤師
院外処方せん発行	不可（例外あり）
在宅患者訪問薬剤管理指導料	算定不可
居宅療養管理指導費	算定不可

介護医療院は，要介護高齢者の長期療養・生活のための施設です. 要介護者であって，主として長期にわたり療養が必要である者に対し，施設サービス計画に基づいて，療養上の管理，看護，医学的管理の下における介護および機能訓練，その他必要な医療，並びに日常生活上の世話を行うことを目的としています.

医師・薬剤師の配置が義務付けられているため，**訪問指導料算定不可**です.

⑩ 身体障害者施設等

根拠となる法律等	社会福祉法・障害者総合支援法等
入所基準	施設による
医師・薬剤師の配置義務	なし（医師が配置されている施設もある）
院外処方せん発行	可
在宅患者訪問薬剤管理指導料	算定可（医師が配置されている場合不可）
居宅療養管理指導費	算定可（医師が配置されている場合不可）

身体障害者施設等でまとめていますが，具体的には障害者共同生活援助（障害者グループホーム）などが該当します.

訪問指導料については，**医師・薬剤師の配置がされていない施設であれば算定可能**です.

⑪ 短期入所生活介護（ショートステイ）

根拠となる法律等	介護保険法第8条
入所基準	「要支援1～2」「要介護1～5」認定， 自宅と施設が同一市町村
医師・薬剤師の配置義務	な　し
院外処方せん発行	可
在宅患者訪問薬剤管理指導料	算定不可（要介護者を対象としている施設のため）
居宅療養管理指導費	算定不可

短期入所生活介護（ショートステイ）とは，自宅での介護が一定期間できなくなった際に，その期間だけ被介護者が老人ホームや介護施設に入所するサービスです．

ショートステイでは，医師・薬剤師の配置義務はありませんが**訪問指導料は算定不可**です．介護保険が前提なので居宅療養管理指導が対象となりますが，ショートステイ利用時には訪問系のサービスは算定できないこととなっています．また，居宅療養管理指導は居宅で行うという観点からも算定はできません．

⑫ （看護）小規模多機能型居宅介護の宿泊サービス

根拠となる法律等	介護保険法第8条
入所基準	「要支援1～2」「要介護1～5」認定， 自宅と施設が同一市町村
医師・薬剤師の配置義務	な　し
院外処方せん発行	可
在宅患者訪問薬剤管理指導料	算定不可（要介護者を対象としている施設のため）
居宅療養管理指導費	算定可

小規模多機能型居宅介護とは，中重度の要介護者となっても，在宅での生活が継続できるように支援する，小規模な居住系サービスの施設です．デイサービスを中心に訪問介護やショートステイを<u>組み合わせ</u>，在宅での生活の支援や，機能訓練を行うサービスです．特徴としては，1つの事業者と契約するだけで，『通い（デイサービス）』を中心として，要介護者の様態や希望に応じて，随時「訪問（訪問介護）」や「泊まり（ショートステイ）」のサービス

を，組み合わせて利用できます．施設によっては**訪問看護師**のサービスも付随した**看護小規模多機能型居宅介護**もあります．

料金はどのサービスを利用しても 1 ヵ月で固定となります．

この「泊まりサービス」はショートステイと同じように捉えられますが，こちらでは**居宅療養管理指導費（介護保険）の算定は可能**です．小規模多機能型居宅介護の「泊まりサービス」は居宅とみなされます．

2 単一建物居住者の考え方

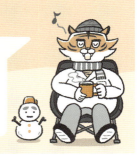

　訪問指導料の算定では，単一建物居住者の人数によって点数が異なります（**表 4-1**，p.135）．単一建物居住者とは，居宅療養管理指導費の対象者が居住する建物の居住者のうち，同一月の利用者のことを指します．しかしながら，その人数の数え方には特殊な例があるため，以下で解説します．

単一建物居住者の考え方のポイント

▶ **同居する同一世帯の規定：**
1 つの患家において，指導対象の患者が同居する同一世帯内に 2 人以上いる場合，患者ごとに「単一建物居住者が 1 人の場合」の区分で算定する

▶ **利用者人数が，施設の最大戸数の 10％以下である場合の規定：**
施設の最大戸数に対し，自薬局が担当する入居人数が 10％以下である場合，「単一建物居住者が 1 人の場合」の区分で算定する
（20 戸未満の施設では，2 人までは「単一建物居住者が 1 人の場合」の区分で算定する）

▶ **グループホームの規定：**
グループホームでは，ユニットごとに単一建物居住者の人数を算定する

同居する同一世帯

　単一建物居住者に関する特例として，**表 4-2**，**3**（p.135，136）に示されているように「1 つの居宅に居宅療養管理指導費の対象となる同居する同一世帯の利用者が 2 人以上いる場合，その居宅療養管理指導費は，利用者ごとに『単一建物居住者が 1 人の場合』を算定する」と規定されています．

　つまり，同一世帯であれば，たとえ同じ建物内で複数の利用者に訪問薬剤

管理指導を行っても，全員が「単一建物居住者1人」として算定されることになります（図4-2）．

今回のストーリーでも，トキさんとトシロウさんの夫婦2人暮らしの世帯においては，それぞれが「単一建物居住者1人」として算定されるため，同一世帯であっても個別に「1人分」の点数が適用されます．この特例を理解しておくことで，訪問時の算定方法を正しく把握し，適切に算定することが可能となります．

最大戸数の10%以下の場合（20戸未満は2人まで）

50部屋の有料老人ホームでは，自薬局で担当する患者が最大戸数の10%以下である5人までの場合，「単一建物居住者1人」として訪問指導料を算定できます（図4-3）．また，20戸未満の施設では，2人までは同様に「単一建物居住者1人」の区分で算定されます．つまり，どのような施設であっても，2人までは「単一建物居住者1人」として扱われるという規定です．

このルールは，有料老人ホームや高齢者向け住宅だけでなく，マンションやアパートなどの集合住宅にも適用されます．

同じ建物内で複数の患者がいる場合でも，基本的に2人までは「単一建物居住者1人」として算定できるため，施設や住宅の種類にかかわらず，この規定を理解しておくことが重要です．

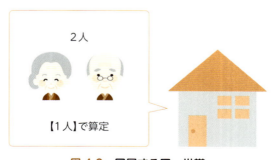

図4-2　同居する同一世帯

2 単一建物居住者の考え方

最大50戸の有料老人ホーム

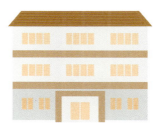

ケースA
利用者が1～5人の場合
（最大戸数の10％以下）

【1人】で算定

ケースB
利用者が
6～9人の場合

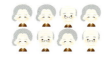

【2～9人】で算定

ケースC
利用者が
10人以上の場合

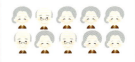

【10人以上】で算定

図 4-3　最大 50 戸の有料老人ホーム

グループホーム（認知症対応型共同生活介護）の場合

　グループホーム（認知症対応型共同生活介護）では，利用者やスタッフが他の利用者と円滑にコミュニケーションを取れるよう，1ユニットの人数が5～9人と定められています．

　また，訪問薬剤管理指導の特例として，「ユニット数が3以下の認知症対応型共同生活介護事業所については，それぞれのユニットごとに，在宅患者訪問薬剤管理指導料（居宅療養管理指導費）を算定する人数を単一建物診療患者の人数とみなすことができる」と規定されています．

　つまり，グループホームでは，ユニット単位で算定人数が決定されるため，たとえ施設全体で10人以上の利用者がいても，1ユニットあたりの人数が基準となり，【10人以上】の区分で算定されることはありません．

　今回のストーリーでも，トシロウさんはグループホームに入居し，その施設ではアウトドア薬局が合計18名の利用者を担当していました．それで

155

も，トシロウさんの算定区分は【2～9人】となります（図 4-1，p.141）．この特例によって，グループホームでは各ユニットごとに人数区分が適用されるため，施設全体の人数ではなく，ユニットごとの人数を基準に算定が行われることを理解しておく必要があります．

月の途中で人数区分が変更となった場合

今回のストーリーでは，トシロウさんは自宅で過ごしている間は【1人】の区分で算定されていましたが，施設入居に伴い，【2～9人】の区分に変更となりました（図 4-4）．ポイントは，月の途中で施設に入居した場合でも，その月の算定は月初めに算定を予定していた【1人】の区分が適用され，翌月から【2～9人】に変更されるという点です．

その他のケースとして，月初に有料老人ホームで担当していた患者が9人いて【2～9人】の区分で算定していたところ，月の途中で初めて在宅医療を受ける患者が1人追加され，合計10人になった場合についても解説します．この場合，月初から入居していた9人についてはその月の算定は【2～9人】のままで，途中から入居した1人に対してのみ【10人以上】の区分が適用されます（図 4-5）．そして，翌月からは全員が【10人以上】の区分で算定されることになります．

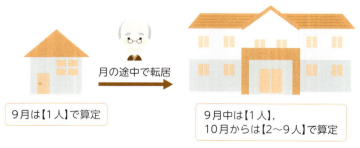

図 4-4　自宅からグループホームに転居したトシロウさんの算定区分

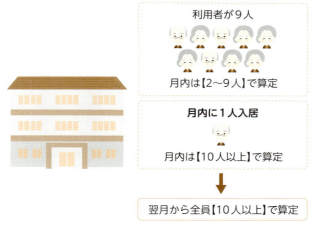

図 4-5　施設で担当患者が増加したケースの算定区分

 まとめ

このように，月の初めの人数によって算定区分が決まり，途中で人数が増減した場合でも，その月の初めの状態を基準に算定する点が重要です．次の月から変更が適用されるというルールをしっかりと理解しておくことで，正確な算定ができ，算定漏れや誤算定を防ぐことができます．

文 献

1) 厚生労働省：診療報酬の算定方法の一部改正に伴う実施上の留意事項について（通知）【令和 6 年 3 月 5 日保医発 0305 第 4 号】，別添 3　調剤報酬点数表に関する事項．〈https://www.mhlw.go.jp/content/12404000/001293314.pdf〉（2025 年 1 月アクセス）
2) 厚生省老人保健福祉局企画課長：指定居宅サービスに要する費用の額の算定に関する基準（訪問通所サービス，居宅療養管理指導及び福祉用具貸与に係る部分）及び指定居宅介護支援に要する費用の額の算定に関する基準の制定に伴う実施上の留意事項について【平成 12 年 3 月 1 日老企第 36 号】．
3) 中央社会保険医療協議会：在宅医療における薬剤師業務について．〈https://www.mhlw.go.jp/stf/shingi/2r985200000127vk-att/2r9852000001283s.pdf#page=16〉（2025 年 1 月アクセス）
4) 厚生労働省保険局医療課長，厚生労働省保険局歯科医療管理官：「診療報酬請求書等の記載要領等について」等の一部改正について．〈https://www.mhlw.go.jp/content/12400000/001275316.pdf〉（2025 年 1 月アクセス）
5) 指定居宅サービス等の事業の人員，設備及び運営に関する基準等の一部を改正する省令【令和 6 年厚生労働省令第 16 号】，指定居宅介護支援等の事業の人員及び運営に関する基準【平成 11 年厚生省令第 38 号】．

第4章 単一建物居住者人数の算定ルール

章末問題

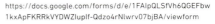

○か×で解答してください．

問 4-1	月の途中で居宅療養管理指導費の人数区分が変わった場合，翌月から変更が適用される．	答え
問 4-2	在宅介入することになった患者が介護保険申請中であった．このとき，介護保険証が届くまでは医療保険で介入する必要がある．	答え
問 4-3	ケアマネジャーにショートステイ利用中の患者の薬の対応を依頼された．患者は生活の大半をショートステイで過ごしており，ケアマネジャーから介護保険の写しも入手できたため介護保険で介入することにした．	答え
問 4-4	サービス付き高齢者向け住宅（最大50戸）において，2人目となる新規の患者が入所した．1人のみのときは居宅療養管理指導費「単一建物居住者1人」を算定していたが，2人目が入所したことで「単一建物居住者2〜9人」を算定するようにした（2人とも介護保険を利用している）．	答え
問 4-5	デイサービス利用中の患者に対して居宅療養管理指導費は算定できない．	答え
問 4-6	高齢者2人暮らしの在宅を担当することになった．2人とも居宅療養管理指導費「単一建物居住者1人」で算定する．	答え
問 4-7	認知症対応型共同生活介護（グループホーム）はユニットごとの担当人数としてカウントするため，居宅療養管理指導費「単一建物居住者10人以上」を算定することはない．	答え
問 4-8	サービス付き高齢者向け住宅の入居者に対して，居宅療養管理指導費や在宅患者訪問薬剤管理指導料を算定することができる．	答え
問 4-9	介護老人保健施設（老健）は要介護1以上が入所基準となっているため，訪問指導を行う場合，医療保険の在宅患者訪問薬剤管理指導料ではなく，介護保険の居宅療養管理指導費を算定する．	答え
問 4-10	小規模多機能型居宅介護の泊まりサービスでは，ショートステイと同様に居宅療養管理指導費は算定できない．	答え

▶解答・解説は p.175

第4章のふり返り

　最終章となる第4章では，トキさんの夫トシロウさんが退院し，夫婦での老老介護が始まります．しかし，介護生活はすぐに限界を迎え，2人は施設に入居することになりました．この場面では，在宅医療の中でも施設入居者に対する訪問指導料について焦点を当てています．訪問指導料は患者の人数や状況に応じて区分が異なるため，特例についての理解が不可欠です．

　また，施設の種類ごとに特徴があり，薬剤師が訪問指導料を算定できるかどうかも異なります．例えば，特定の介護施設では算定が可能な一方，他の施設では対象外となることもあります．この違いを正確に理解し，適切に算定することが重要です．誤った算定や漏れは，薬局にとって点数が減少するばかりか，施設との信頼関係にも影響を与えかねません．さらに，個人在宅の実績を積み重ねることで，地域支援体制加算の要件を満たすことにもつながります．これにより，薬局の在宅医療に対する評価が向上し，地域に根差したサービスの持続的な提供が可能となります．

　第4章では，いろはが自発的に行動するようになった点も見逃せません．これまでタイガー薬剤師やYU薬剤師のサポートを受けながら成長してきた彼女が，ついに自分の判断で行動を起こすシーンは，この物語の大きな転機となっています．いろはの成長は，薬剤師が自らのスキルや知識を活かし，患者やチームにとって重要な役割を果たすことを象徴しています．

　また，物語は第4章で完結しますが，エピローグではいろはのその後の成長にも少し触れています．彼女がどのようにして更なる自立を遂げ，在宅医療の現場でどのように活躍していくのか，ぜひエピローグもお読みいただき，いろはの未来を見届けてください．

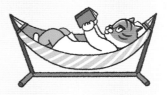

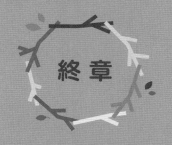

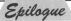

いろは，挑戦の先を見据える

「いろはさん，こんにちは」

マサコさんがアウトドア薬局に来てくれた．

「マサコさん，こんにちは．今日はお休みですか？」

「そう．自分の受診と，父と母のところに寄ってきたわ．はい，処方せんお願いします．2人ともだいぶ施設に馴染んだみたいで，問題なく暮らしているわ．父の認知症は相変わらずだけど，施設のスタッフがうまく対応してくれて，何とかやっていけそう」

「はい，私も訪問したときにお二人とお話をしましたが，元気そうでしたよ．トシロウさんには毎回『初めまして』って言われますけどね（笑）．トキさんは自宅にいたころは少し暗い表情のときもありましたが，今は施設内で友達もできて笑顔が増えましたね」

「本当に，いろはさんに相談してよかったわ．すぐに中島さんに繋いでくれて助かりました．あのまま2人で家にいたら，お母さんが精神的に参ってしまってたと思う．本当にありがとう」

マサコさんの薬の準備ができたので，服薬指導をした．

「ありがとう．またお願いします」

「マサコさんもお大事にしてください！」

そう言って見送った後，私は少しほっとした気持ちで薬局のカウンターに戻った．

「いろはさーん，中島さんから電話だよ！」

YUさんが私を呼んだ．

「はい，お電話代わりました．石川です」

『いろはさん，いつもお世話になっています．この間来てくれたときに話していた利用者さんの件なんだけど……』

Epilogue　いろは，挑戦の先を見据える

　中島さんの事業所にはときどき顔を出して，トキさんの近況などを報告している．つい先日も訪問した際，別の利用者さんについての相談を受けたばかりだ．こうして，私も少しずつ新規の依頼をいただけるようになってきた．

　在宅医療の現場で感謝され，信頼されることのうれしさを，今では心から実感している．以前は引っ込み思案で，新しいことに挑戦するのが怖かった私だけど，今ではそんな不安もどこかに消えてしまった．それどころか，今では新しいことに挑戦すること自体が楽しくて仕方がない．トキさんとの出会いを通して，私は多くのことを学んだ．自分自身が誰かの役に立てること，そしてその実感が人をここまで前向きに変えるんだということ．これからも，私はこの在宅医療の現場で，多くの人と関わりながら成長していきたいと思う．

「いろはさん！　ごめん，急にPCAポンプ開始になったから今から行ってくる！タイガーさんは退院カンファレンスに行っているからしばらく戻ってこないと思うけど，1人で頑張ってて！」

　YUさんはそう言いながらクリーンベンチで麻薬注射剤の調製に取り掛かっていた．

「大丈夫です！　気をつけて行ってきてください！」

　私は力強く答えた．

　まだまだ知らないことはたくさんあるけど，それが楽しみでもある．もっと新しいことに挑戦して，さらに成長していきたい．そう思えるようになった自分がいる．

　次はどんな経験が待っているのだろう．そう期待しながら，私は新しいステップを踏み出す準備を整えていた．

　この先に広がる未来が，私にさらなる挑戦をもたらすだろう．そして，その先には新たな物語が待っている．

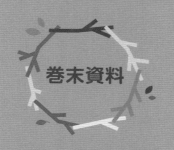
巻末資料

巻末資料

～在宅患者訪問薬剤管理指導料，在宅患者緊急訪問薬剤管理指導料の通知文～

　本書では，さまざまな調剤報酬について，通知文を抜粋しながら解説を行いました．ここでは，在宅患者訪問薬剤管理指導料および在宅患者緊急訪問薬剤管理指導料に関する通知文を全文掲載します．通知文の内容を十分に確認し理解したうえで，日々の業務に役立ててください．

　また，以下に挙げた加算・管理料の通知文については，本文中で全文を掲載していますので，該当ページをご参照ください．

- 在宅薬学総合体制加算　→**表 2（p.6）**
- 在宅移行初期管理料　→**表 2-8（p.74）**
- 在宅患者重複投薬・相互作用等防止管理料　→**表 3-10（p.120）**

参考資料 1　在宅患者訪問薬剤管理指導料（調剤報酬点数表）

区分 15　在宅患者訪問薬剤管理指導料

1　単一建物診療患者が 1 人の場合　650 点

2　単一建物診療患者が 2 人以上 9 人以下の場合　320 点

3　1 及び 2 以外の場合　290 点

注 1　あらかじめ在宅患者訪問薬剤管理指導を行う旨を地方厚生局長等に届け出た保険薬局において，在宅で療養を行っている患者であって通院が困難なものに対して，医師の指示に基づき，保険薬剤師が薬学的管理指導計画を策定し，患家を訪問して，薬学的管理及び指導を行った場合に，単一建物診療患者（当該患者が居住する建物に居住する者のうち，当該保険薬局が訪問薬剤管理指導を実施しているものをいう。）の人数に従い，患者 1 人につき月 4 回（末期の悪性腫瘍の患者，注射による麻薬の投与が必要な患者及び中心静脈栄養法の対象患者にあっては，週 2 回かつ月 8 回）に限り算定する．この場合において，1 から 3 までを合わせて保険薬剤師 1 人につき週 40 回に限り算定できる．ただし，区分番号 00 に掲げる調剤基本料の注 2 に規定する別に厚生労働大臣が定める保険薬局においては，算定できない．

　　2　在宅で療養を行っている患者であって通院が困難なものに対して，情報通信機器を用いた薬学的管理及び指導（訪問薬剤管理指導と同日に行う場合を除く。）を行った場合に，注 1 の規定にかかわらず，在宅患者オンライン薬剤管理指導料として，患者 1 人につき，1 から 3 までと合わせて月 4 回（末期の悪性腫瘍の患者，

巻末資料

参考資料 1　在宅患者訪問薬剤管理指導料（調剤報酬点数表）（続き）

注射による麻薬の投与が必要な患者及び中心静脈栄養法の対象患者にあっては，週 2 回かつ月 8 回）に限り 59 点を算定する．また，保険薬剤師 1 人につき，1 から 3 までと合わせて週 40 回に限り算定できる．ただし，区分番号 00 に掲げる調剤基本料の注 2 に規定する別に厚生労働大臣が定める保険薬局においては，算定できない．

3　麻薬の投薬が行われている患者に対して，麻薬の使用に関し，その服用及び保管の状況，副作用の有無等について患者に確認し，必要な薬学的管理及び指導を行った場合は，麻薬管理指導加算として，1 回につき 100 点（注 2 本文に規定する在宅患者オンライン薬剤管理指導料を算定する場合は，処方箋受付 1 回につき 22 点）を所定点数に加算する．

4　別に厚生労働大臣が定める施設基準に適合しているものとして地方厚生局長等に届け出た保険薬局において，在宅で医療用麻薬持続注射療法を行っている患者に対して，その投与及び保管の状況，副作用の有無等について患者又はその家族等に確認し，必要な薬学的管理及び指導を行った場合（注 2 に規定する場合を除く．）は，在宅患者医療用麻薬持続注射療法加算として，1 回につき 250 点を所定点数に加算する．この場合において，注 3 に規定する加算は算定できない．

5　在宅で療養を行っている 6 歳未満の乳幼児であって，通院が困難なものに対して，患家を訪問して，直接患者又はその家族等に対して薬学的管理及び指導を行った場合は，乳幼児加算として，1 回につき 100 点（注 2 本文に規定する在宅患者オンライン薬剤管理指導料を算定する場合は，処方箋受付 1 回につき 12 点）を所定点数に加算する．

6　児童福祉法第 56 条の 6 第 2 項に規定する障害児である患者又はその家族等に対して，必要な薬学的管理及び指導を行った場合は，小児特定加算として，1 回につき 450 点（注 2 本文に規定する在宅患者オンライン薬剤管理指導料を算定する場合は，処方箋受付 1 回につき 350 点）を所定点数に加算する．この場合において，注 5 に規定する加算は算定できない．

7　別に厚生労働大臣が定める施設基準に適合しているものとして地方厚生局長等に届け出た保険薬局において，在宅中心静脈栄養法を行っている患者に対して，その投与及び保管の状況，配合変化の有無について確認し，必要な薬学的管理及び指導を行った場合（注 2 に規定する場合を除く．）は，在宅中心静脈栄養法加算として，1 回につき 150 点を所定点数に加算する．

8　保険薬局の所在地と患家の所在地との距離が 16 キロメートルを超えた場合にあっては，特殊の事情があった場合を除き算定できない．

9　在宅患者訪問薬剤管理指導に要した交通費は，患家の負担とする．

（厚生労働省：診療報酬の算定方法の一部を改正する告示【令和 6 年厚生労働省告示第 57 号】，別表第三　調剤報酬点数表．< https://www.mhlw.go.jp/content/12404000/001218733.pdf >より）

参考資料2　在宅患者訪問薬剤管理指導料（調剤報酬点数表に関する事項）

区分15　在宅患者訪問薬剤管理指導料

1　在宅患者訪問薬剤管理指導料

（1）在宅患者訪問薬剤管理指導料は，在宅での療養を行っている患者であって通院が困難なものに対して，あらかじめ名称，所在地，開設者の氏名及び在宅患者訪問薬剤管理指導（以下「訪問薬剤管理指導」という．）を行う旨を地方厚生（支）局長に届け出た保険薬局の保険薬剤師が，医師の指示に基づき，薬学的管理指導計画を策定し，患家を訪問して，薬歴管理，服薬指導，服薬支援，薬剤服用状況，薬剤保管状況及び残薬の有無の確認等の薬学的管理指導を行い，当該指示を行った医師に対して訪問結果について必要な情報提供を文書で行った場合に，在宅患者訪問薬剤管理指導料1から3まで及び在宅患者オンライン薬剤管理指導料を合わせて月4回（末期の悪性腫瘍の患者，注射による麻薬の投与が必要な患者及び中心静脈栄養法の対象患者にあっては，週2回かつ月8回）に限り算定する．在宅患者訪問薬剤管理指導料は，定期的に訪問して訪問薬剤管理指導を行った場合の評価であり，継続的な訪問薬剤管理指導の必要のない者や通院が可能な者に対して安易に算定してはならない．例えば，少なくとも独歩で家族又は介助者等の助けを借りずに来局ができる者等は，来局が容易であると考えられるため，在宅患者訪問薬剤管理指導料は算定できない．なお，在宅療養を担う保険医療機関の保険医と連携する他の保険医の求めにより，患家を訪問して必要な薬学的管理指導を行った場合は，当該保険医に加え，当該患者の在宅療養を担う保険医療機関の保険医にも必要な情報提供を文書で行うこと．また，在宅療養を担う保険医療機関の保険医と連携する他の保険医については，担当医に確認し，薬学的管理指導計画書等に当該医師の氏名と医療機関名を記載すること．

（2）在宅患者訪問薬剤管理指導料は，単一建物診療患者の人数に従い算定する．ここでいう「単一建物診療患者の人数」とは，当該患者が居住する建築物に居住する者のうち，当該保険薬局が訪問薬剤管理指導料を算定する者の人数をいう．なお，ユニット数が3以下の認知症対応型共同生活介護事業所については，それぞれのユニットにおいて，在宅患者訪問薬剤管理指導料を算定する人数を，単一建物診療患者の人数とみなすことができる．

（3）「在宅での療養を行っている患者」とは，保険医療機関又は介護老人保健施設で療養を行っている患者以外の患者をいう．ただし，「要介護被保険者等である患者について療養に要する費用の額を算定できる場合」（平成20年厚生労働省告示第128号），「特別養護老人ホーム等における療養の給付の取扱いについて」（平成18年3月31日保医発第0331002号）等に規定する場合を除き，患者が医師若しくは薬剤師の配置が義務付けられている病院，診療所，施設等に入院若しくは入所している場合又は現に他の保険医療機関若しくは保険薬局の保険薬剤師が訪問薬剤管理指導を行っている場合には，在宅患者訪問薬剤管理指導料は算定

巻末資料

参考資料2　在宅患者訪問薬剤管理指導料（調剤報酬点数表に関する事項）（続き）

できない.

（4）在宅協力薬局

ア　（3）にかかわらず，訪問薬剤管理指導を主に行っている保険薬局（以下「在宅基幹薬局」という.）が，連携する他の保険薬局（以下「在宅協力薬局」という.）と薬学的管理指導計画の内容を共有していること及び緊急その他やむを得ない事由がある場合には，在宅基幹薬局の保険薬剤師に代わって当該患者又はその家族等に訪問薬剤管理指導を行うことについて，あらかじめ当該患者又はその家族等の同意を得ている場合であって，在宅基幹薬局に代わって在宅協力薬局が訪問薬剤管理指導を行ったときには，在宅患者訪問薬剤管理指導料を算定できる. ただし，訪問薬剤管理指導に係る費用については，在宅基幹薬局と在宅協力薬局の合議とする.

イ　在宅協力薬局の保険薬剤師が在宅基幹薬局の保険薬剤師に代わって訪問薬剤管理指導を行った場合には，薬剤服用歴等を記載し，在宅基幹薬局と当該記録の内容を共有することとするが，訪問薬剤管理指導の指示を行った医師又は歯科医師に対する訪問結果についての報告等は在宅基幹薬局が行う. なお，調剤報酬明細書に当該訪問薬剤管理指導を行った在宅協力薬局名及び当該訪問薬剤管理指導を行った日付を記載する. また，在宅協力薬局が処方箋を受け付け，調剤を行った在宅協力薬局が訪問薬剤管理指導を行った場合には，算定については，調剤技術料及び薬剤料等は在宅協力薬局，また，在宅患者訪問薬剤管理指導料の算定は在宅基幹薬局が行うこととし，調剤報酬明細書の摘要欄には在宅協力薬局が処方箋を受け付けた旨を記載する.

（5）薬学的管理指導計画

ア　「薬学的管理指導計画」は，処方医から提供された診療状況を示す文書等に基づき，又は必要に応じ，処方医と相談するとともに，他の医療関係職種（歯科訪問診療を実施している保険医療機関の保険医である歯科医師等及び訪問看護ステーションの看護師等）との間で情報を共有しながら，患者の心身の特性及び処方薬剤を踏まえ策定されるものであり，薬剤の管理方法，薬剤特性（薬物動態，副作用，相互作用等）を確認した上，実施すべき指導の内容，患家への訪問回数，訪問間隔等を記載する.

イ　策定した薬学的管理指導計画書は，薬剤服用歴等に添付する等の方法により保存する.

ウ　薬学的管理指導計画は，原則として，患家を訪問する前に策定する.

エ　訪問後，必要に応じ新たに得られた患者の情報を踏まえ計画の見直しを行う.

オ　薬学的管理指導計画は少なくとも1月に1回は見直しを行うほか，処方薬剤の変更があった場合及び他職種から情報提供を受けた場合にも適宜見直しを行う.

（6）必要に応じて，処方医以外の医療関係職種に対しても，訪問薬剤管理指導の結果及び当該医療関係職種による当該患者に対する療養上の指導に関する留意点について情報提供する.

169

参考資料2 在宅患者訪問薬剤管理指導料（調剤報酬点数表に関する事項）（続き）

（7）訪問薬剤管理指導は，当該保険薬局の調剤した薬剤の服用期間内に，患者の同意を得て実施する．なお，調剤を行っていない月に訪問薬剤管理指導を実施した場合は，当該調剤年月日及び投薬日数を調剤報酬明細書の摘要欄に記入する．

（8）在宅患者訪問薬剤管理指導料又は在宅患者オンライン薬剤管理指導料を合わせて月2回以上算定する場合（末期の悪性腫瘍の患者，注射による麻薬の投与が必要な患者及び中心静脈栄養法の対象患者に対するものを除く．）は，算定する日の間隔は6日以上とする．末期の悪性腫瘍の患者，注射による麻薬の投与が必要な患者及び中心静脈栄養法の対象患者については，在宅患者オンライン薬剤管理指導料と合わせて週2回かつ月8回に限り算定できる．

（9）保険薬剤師1人につき在宅患者訪問薬剤管理指導料1，2及び3並びに在宅患者オンライン薬剤管理指導料を合わせて週40回に限り算定できる．

（10）在宅患者訪問薬剤管理指導料を算定するためには，薬剤服用歴等に薬学管理料の通則（4）の記載事項に加えて，少なくとも次の事項について記載されていなければならない．

　ア　訪問の実施日，訪問した保険薬剤師の氏名

　イ　処方医から提供された情報の要点

　ウ　訪問に際して実施した薬学的管理指導の内容（薬剤の保管状況，服薬状況，残薬の状況，投薬後の併用薬剤，投薬後の併診，患者の服薬中の体調の変化（副作用が疑われる症状など），重複服用，相互作用等に関する確認，実施した服薬支援措置等）

　エ　処方医に対して提供した訪問結果に関する情報の要点

　オ　処方医以外の医療関係職種との間で情報を共有している場合にあっては，当該医療関係職種から提供された情報の要点及び当該医療関係職種に提供した訪問結果に関する情報の要点

　カ　在宅協力薬局の保険薬剤師が訪問薬剤管理指導を行った場合には，（4）のイで規定する事項

（11）在宅患者訪問薬剤管理指導料を算定した月においては，服薬管理指導料，かかりつけ薬剤師指導料及びかかりつけ薬剤師包括管理料は，当該患者の薬学的管理指導計画に係る疾病と別の疾病又は負傷に係る臨時の処方箋によって調剤を行った場合を除いて算定できない．また，在宅患者訪問薬剤管理指導料を算定した月においては，外来服薬支援料1又は服薬情報等提供料は算定できない．

（12）1つの患家に当該指導料の対象となる同居する同一世帯の患者が2人以上いる場合は，患者ごとに「単一建物診療患者が1人の場合」を算定する．また，当該建築物において，当該保険薬局が在宅患者訪問薬剤管理指導料を算定する者の数が，当該建築物の戸数の10％以下の場合又は当該建築物の戸数が20戸未満であって，当該保険薬局が在宅患者訪問薬剤管理指導料を算定する者の数が2人

巻末資料

参考資料 2　在宅患者訪問薬剤管理指導料（調剤報酬点数表に関する事項）（続き）

以下の場合には，それぞれ「単一建物診療患者が 1 人の場合」を算定する．

（13）在宅患者訪問薬剤管理指導料は，特別調剤基本料 B を算定している保険薬局は算定できない．

（2 ～ 7 は中略）

8　その他留意点

（1）保険薬局（在宅協力薬局を含む．）の所在地と患家の所在地との距離が 16 キロメートルを超える訪問薬剤管理指導については，患家の所在地から 16 キロメートルの圏域の内側に，在宅患者訪問薬剤管理指導を行う旨を届け出ている保険薬局が存在しないなど，当該保険薬局からの訪問薬剤管理指導を必要とする特殊な事情がある場合に認められるものであって，この場合の在宅患者訪問薬剤管理指導料の算定については 16 キロメートル以内の場合と同様に算定する．特殊な事情もなく，特に患家の希望により 16 キロメートルを超えて訪問薬剤管理指導を行った場合の在宅患者訪問薬剤管理指導料は保険診療としては認められないことから，患者負担とする．この場合において，「保険薬局の所在地と患家の所在地との距離が 16 キロメートルを超えた場合」とは，患家を中心とする半径 16 キロメートルの圏域の外側に当該保険薬局が所在する場合をいう．ただし，平成 24 年 3 月 31 日以前に「注 1」に規定する医師の指示があった患者については，当該規定に適用しないものであること．

（2）「注 9」に規定する交通費は実費とする．

（厚生労働省：診療報酬の算定方法の一部改正に伴う実施上の留意事項について（通知）【令和 6 年 3 月 5 日保医発 0305 第 4 号】，別添 3　調剤報酬点数表に関する事項．< https://www.mhlw.go.jp/content/12404000/001293314.pdf >より）

参考資料 3　在宅患者緊急訪問薬剤管理指導料（調剤報酬点数表）

区分 15 の 2　在宅患者緊急訪問薬剤管理指導料

1　計画的な訪問薬剤管理指導に係る疾患の急変に伴うものの場合　500 点

2　1 以外の場合　200 点

注1　1 及び 2 について，訪問薬剤管理指導を実施している保険薬局の保険薬剤師が，在宅での療養を行っている患者であって通院が困難なものの状態の急変等に伴い，当該患者の在宅療養を担う保険医療機関の保険医又は当該保険医療機関と連携する他の保険医療機関の保険医の求めにより，当該患者に係る計画的な訪問薬剤管理指導とは別に，緊急に患家を訪問して必要な薬学的管理及び指導を行った場合に，1 と 2 を合わせて月 4 回（末期の悪性腫瘍の患者又は注射による麻薬の投与が必要な患者にあっては，原則として月 8 回）に限り算定する．ただし，情報通信機器を用いて必要な薬学的管理及び指導を行った場合には，在宅患者緊急オンライン薬剤管理指導料として，59 点を算定する．なお，区分番号 00 に掲げる調剤基本料の注 2 に規定する別に厚生労働大臣が定める保険薬局においては，算定できない．

171

参考資料 3　在宅患者緊急訪問薬剤管理指導料（調剤報酬点数表）（続き）

2　麻薬の投薬が行われている患者に対して，麻薬の使用に関し，その服用及び保管の状況，副作用の有無等について患者に確認し，必要な薬学的管理及び指導を行った場合は，麻薬管理指導加算として，1回につき100点（注1のただし書に規定する在宅患者緊急オンライン薬剤管理指導料を算定する場合は，処方箋受付1回につき22点）を所定点数に加算する．

3　別に厚生労働大臣が定める施設基準に適合しているものとして地方厚生局長等に届け出た保険薬局において，在宅で医療用麻薬持続注射療法を行っている患者に対して，その投与及び保管の状況，副作用の有無等について患者又はその家族等に確認し，必要な薬学的管理及び指導を行った場合（注1のただし書に規定する場合を除く．）は，在宅患者医療用麻薬持続注射療法加算として，1回につき250点を所定点数に加算する．この場合において，注2に規定する加算は算定できない．

4　在宅で療養を行っている6歳未満の乳幼児であって，通院が困難なものに対して，患家を訪問して，直接患者又はその家族等に対して薬学的管理及び指導を行った場合は，乳幼児加算として，1回につき100点（注1のただし書に規定する在宅患者緊急オンライン薬剤管理指導料を算定する場合は，処方箋受付1回につき12点）を所定点数に加算する．

5　児童福祉法第56条の6第2項に規定する障害児である患者又はその家族等に対して，必要な薬学的管理及び指導を行った場合は，小児特定加算として，1回につき450点（注1のただし書に規定する在宅患者緊急オンライン薬剤管理指導料を算定する場合は，処方箋受付1回につき350点）を所定点数に加算する．この場合において，注4に規定する加算は算定できない．

6　別に厚生労働大臣が定める施設基準に適合しているものとして地方厚生局長等に届け出た保険薬局において，在宅中心静脈栄養法を行っている患者に対して，その投与及び保管の状況，配合変化の有無について確認し，必要な薬学的管理及び指導を行った場合（注1のただし書に規定する場合を除く．）は，在宅中心静脈栄養法加算として，1回につき150点を所定点数に加算する．

7　保険薬局の所在地と患家の所在地との距離が16キロメートルを超えた場合にあっては，特殊の事情があった場合を除き算定できない．

8　在宅患者緊急訪問薬剤管理指導に要した交通費は，患家の負担とする．

9　1について，末期の悪性腫瘍の患者及び注射による麻薬の投与が必要な患者に対して，保険医の求めにより開局時間以外の夜間，休日又は深夜に，緊急に患家を訪問して必要な薬学的管理及び指導を行った場合は，次に掲げる点数をそれぞれ所定点数に加算する．

　イ　夜間訪問加算　　400点
　ロ　休日訪問加算　　600点
　ハ　深夜訪問加算　1,000点

10　注1の規定にかかわらず，感染症法第6条第7項に規定する新型インフルエ

巻末資料

参考資料 3　在宅患者緊急訪問薬剤管理指導料（調剤報酬点数表）（続き）

ンザ等感染症，同条第 8 項に規定する指定感染症，同条第 9 項に規定する新感染症の患者であって，患家又は宿泊施設で療養する者，介護老人保健施設，介護医療院，地域密着型介護老人福祉施設又は介護老人福祉施設に入所する者に対して交付された処方箋を受け付けた場合において，処方箋を発行した医師の指示により，当該保険薬局の薬剤師が患家又は当該施設を緊急に訪問し，当該患者又はその家族等に対して対面による服薬指導その他の必要な薬学的管理及び指導を実施し，薬剤を交付した場合には，1 を算定する．ただし，情報通信機器を用いて必要な薬学的管理及び指導を行った場合には，在宅患者緊急オンライン薬剤管理指導料として，59 点を算定する．この場合において，注 10 については，区分番号 10 の 3 に掲げる服薬管理指導料，区分番号 13 の 2 に掲げるかかりつけ薬剤師指導料，区分番号 13 の 3 に掲げるかかりつけ薬剤師包括管理料は，別に算定できない．

（厚生労働省：診療報酬の算定方法の一部を改正する告示【令和 6 年厚生労働省告示第 57 号】，別表第三　調剤報酬点数表．< https://www.mhlw.go.jp/content/12404000/001218733.pdf >より）

参考資料 4　在宅患者緊急訪問薬剤管理指導料（調剤報酬点数表に関する事項）

区分 15 の 2　在宅患者緊急訪問薬剤管理指導料

(1) 在宅患者緊急訪問薬剤管理指導料は，訪問薬剤管理指導を実施している保険薬局の保険薬剤師が，在宅での療養を行っている患者であって通院が困難なものの状態の急変等に伴い，当該患者の在宅療養を担う保険医療機関の保険医又は当該保険医療機関と連携する他の保険医療機関の保険医（以下この項で単に「保険医」という．）の求めにより，当該患者に係る計画的な訪問薬剤管理指導とは別に，緊急に患家を訪問して必要な薬学的管理指導を行い，当該保険医に対して訪問結果について必要な情報提供を文書で行った場合に，在宅患者緊急訪問薬剤管理指導料 1 及び 2 並びに在宅患者緊急オンライン薬剤管理指導料を合わせて月 4 回に限り算定する．

(2) (1) の規定にかかわらず，末期の悪性腫瘍の患者及び注射による麻薬の投与が必要な患者に対して，在宅患者緊急訪問薬剤管理指導料に係る業務を実施する場合は，1 と 2 を合わせて原則として月 8 回まで算定できる．ただし，特に医療上の必要がある場合であって，保険医の発行した処方箋に基づくときに限り，月 8 回を超えて算定することができる．ただし，この場合にあっては，保険医からの指示内容，訪問が必要になった患者の容態等について，必要な薬学的分析を実施し，薬剤服用歴等に記載した上で，当該訪問が必要であった理由を調剤報酬明細書の摘要欄に簡潔に記載すること．

(3) 在宅患者緊急訪問薬剤管理指導料 1 は，当該患者に係る計画的な訪問薬剤管理指導の対象疾患の急変等に関して，保険医の求めにより，緊急に患家を訪問して必要な薬学的管理指導を行い，訪問結果について当該保険医に必要な情報提供を文書で行った場合に算定する．

173

参考資料 4　在宅患者緊急訪問薬剤管理指導料（調剤報酬点数表に関する事項）（続き）

(4) 在宅患者緊急訪問薬剤管理指導料 2 は，当該患者に係る計画的な訪問薬剤管理指導の対象となっていない疾患の急変等に関して，保険医の求めにより，緊急に患家を訪問して必要な薬学的管理指導を行い，訪問結果について当該保険医に必要な情報提供を文書で行った場合に算定する．

(5) (3) 及び (4) については，情報通信機器を用いて療養上必要な薬学的管理指導を行った場合は，在宅患者緊急オンライン薬剤管理指導料を算定する．この場合において，在宅患者緊急訪問薬剤管理指導料は算定できない．

(6) (3) から (5) までについては，在宅療養を担う保険医療機関の保険医と連携する他の保険医の求めにより，緊急に患家を訪問して必要な薬学的管理指導を行った場合は，当該保険医に加え，当該患者の在宅療養を担う保険医療機関の保険医にも必要な情報提供を文書で行うこと．在宅療養を担う保険医療機関の保険医と連携する他の保険医については，担当医に確認し，薬学的管理指導計画書等に当該医師の氏名と医療機関名を記載すること．

(7) 「15」在宅患者訪問薬剤管理指導料の 1 の (4) に規定する同意を得ている場合において，在宅基幹薬局に代わって在宅協力薬局が緊急訪問薬剤管理指導を行った場合は，在宅患者緊急訪問薬剤管理指導料を算定できる．なお，その場合においては，「15」在宅患者訪問薬剤管理指導料の 1 の (4) の取扱いに準ずること．

(8) 在宅患者緊急訪問薬剤管理指導料を算定するためには，薬剤服用歴等に薬学管理料の通則 (4) の記載事項に加えて，少なくとも次の事項について記載されていなければならない．

　ア　訪問の実施日，訪問した保険薬剤師の氏名

　イ　当該患者の在宅療養を担う保険医療機関の保険医又は当該保険医と連携する他の保険医から緊急の要請があった日付及び当該要請の内容並びに当該要請に基づき訪問薬剤管理指導を実施した旨

　ウ　訪問に際して実施した薬学的管理指導の内容（服薬状況，副作用，相互作用等に関する確認等を含む．）

　エ　保険医に対して提供した訪問結果に関する情報の要点

(厚生労働省：診療報酬の算定方法の一部改正に伴う実施上の留意事項について（通知）【令和 6 年 3 月 5 日保医発 0305 第 4 号】，別添 3　調剤報酬点数表に関する事項．＜ https://www.mhlw.go.jp/content/12404000/001293314.pdf ＞より)

文献

1) 厚生労働省：診療報酬の算定方法の一部を改正する告示【令和 6 年厚生労働省告示第 57 号】，別表第三　調剤報酬点数表．〈https://www.mhlw.go.jp/content/12404000/001218733.pdf〉（2025 年 1 月アクセス）

2) 厚生労働省：診療報酬の算定方法の一部改正に伴う実施上の留意事項について（通知）【令和 6 年 3 月 5 日保医発 0305 第 4 号】，別添 3　調剤報酬点数表に関する事項．〈https://www.mhlw.go.jp/content/12404000/001293314.pdf〉（2025 年 1 月アクセス）

章末問題 解答 & 解説

🔥 第 1 章

問 1-1	○	→ p.34
問 1-2	×	契約の内容について理解したことを確認した上で署名してもらう必要がある．→ p.34
問 1-3	○	→ p.35
問 1-4	○	→ p.34
問 1-5	○	→ p.28
問 1-6	×	要件は「通院不可」ではなく「通院困難」であり，医師による訪問診療は必須ではない．→ p.30
問 1-7	×	通院困難ではないものは在宅訪問の対象患者とはならない．→ p.30
問 1-8	○	→ p.31
問 1-9	×	医師の指示型であったとしても薬局は患者が指定する．→ p.28
問 1-10	×	患者に合った方法で管理することが重要であり，それぞれの管理方法の特徴を理解して適当な管理方法を提案しましょう．→ p.51

第 2 章

問 2-1	○	→ p.71
問 2-2	×	訪問指示は文書による指示が必要である．指示は期間の記載が必要であり最長でも半年間なので，一度受けただけではなく継続的に必要となる．→ p.65
問 2-3	×	介護保険支給限度基準額を超えた分は全額自己負担となるが，サービスは利用することができる．→ p.71
問 2-4	○	→ p.77
問 2-5	○	処方せんにより訪問指示を出されている場合，指示期間は不要である．薬剤師への指示の場合は処方日数（当該処方のうち最も長いもの）又は 1 ヵ月のうち長いほうの期間以内となる．→ p.67

問 2-6　○　在宅患者訪問薬剤管理指導料，居宅療養管理指導費を算定するためには患家を訪問する前に薬学的管理指導計画を作成しておかなければならない．→ p.79

問 2-7　○　→ p.75

問 2-8　×　訪問回数，間隔のほかに指導すべき内容についての記載が求められる．→ p.80

問 2-9　×　FAX や電子メールでも可とされている．→ p.60

問 2-10　○　→ p.69

第 3 章

問 3-1　×　原則として訪問回数は月 4 回，訪問間隔は中 6 日以上あけることとなっている．祝日等があったとしても中 6 日を空けずに居宅療養管理指導費は算定できない．→ p.104

問 3-2　×　定期的な訪問指導の対象疾患以外の急変等に係る緊急訪問に対しては在宅患者緊急訪問薬剤管理指導料 2（200 点）を算定する．→ p.101，118

問 3-3　○　→ p.119

問 3-4　×　在宅患者重複投薬・相互作用等防止管理料 2 は書面での提案は必須とはされていない．→ p.119

問 3-5　×　在宅患者緊急訪問薬剤管理指導料は 1 と 2 を合わせて月に 4 回（がん末期患者，麻薬注射使用患者は月 8 回）まで算定可能である．→ p.118

問 3-6　○　→ p.88

問 3-7　×　退院時共同指導料は入院中に行われるものが対象となるため，自宅で開催された場合は算定不可である．→ p.111

問 3-8　○　→ p.86

問 3-9　○　→ p.118

問 3-10　○　→ p.125

第 4 章

- 問 4-1　◯　→ p.155
- 問 4-2　×　介護保険は申請日まで遡って利用することができる．したがって介護保険優先となる（ただし，要介護認定が下りない場合には医療保険となる）．→ p.134
- 問 4-3　×　ショートステイ先への対応では居宅療養管理指導費を算定することにできない．ただしショートステイの利用が毎日でない患者で，自宅への訪問では介護保険を利用した居宅療養管理指導費を算定することは可能である．→ p.151
- 問 4-4　×　問題文のケースでは，入居者 2 名までは居宅療養管理指導「単一建物居住者 1 人」を算定することができる．→ p.154
- 問 4-5　◯　→ p.151
- 問 4-6　◯　→ p.153
- 問 4-7　◯　→ p.154
- 問 4-8　◯　→ p.149
- 問 4-9　×　介護老人保健施設では医師と薬剤師の配置義務があるため，在宅患者訪問薬剤管理指導料も居宅療養管理指導費も算定することはできない．→ p.147
- 問 4-10　×　小規模多機能型居宅介護の泊まりサービスは居宅療養管理指導費を算定することができる．→ p.151

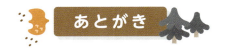

　いかがでしたでしょうか．いろはの成長とともに，在宅医療に関する制度や実践の大切さを学んでいただけたのではないかと思います．本書を通じてお伝えしたかったのは，単に制度の知識だけではなく，在宅医療に取り組む姿勢です．引っ込み思案だったいろはが，第4章では自らケアマネジャーの事業所に足を運び，プロローグでは新たな依頼を受けられるように成長しました．積極的な行動こそが，在宅医療で成功するための鍵の一つです．経験しなければ，学んだことを活かす場もありません．ぜひ，積極的に経験を積むことを心がけてください．

　さらに，在宅医療の魅力の一つは「やりがい」です．患者さんやその家族から直接感謝される場面が多く，その感謝が私たちの力になります．

　本書は，物語形式のストーリーパートと，解説パートに分けて構成しました．私自身，物語の方がスムーズに頭に入りやすい一方で，参考書のような内容は時間がかかり，記憶に残らないことがありました．そこで，同じような方々に向けて，いろはの成長を追いながら，在宅医療の基礎を学べる構成にしました．この形式が，皆様にとって在宅医療に対する理解を深め，取り組みの一助となれば幸いです．

また，今後も「いろはシリーズ」の続編として，施設在宅編，終末期医療編，無菌調剤編，在宅薬局経営編など，さまざまなテーマで執筆していきたいと考えています．いろはのさらなる成長を描くことを，私自身も楽しみにしています．

　最後に，私事ですが，2025年3月に薬局を開設する予定です．本書で登場する「アウトドア薬局」は，私が理想とする薬局をイメージして描きました．1年後，こんな薬局を作りたいと願いながら執筆する時間は，とても楽しいものでした．もし石川県にお越しの際は，ぜひ立ち寄っていただき，アウトドア薬局のイメージと現実を比較してみてください．お会いできることを楽しみにしています．

　2025年2月

丸一 泰雅（タイガー薬剤師）

Special Thanks

おひさま薬局

索　引

数字・欧文

16km を超える場合の特例 ………… **32**

MCS（Medical Care Station）…… **119**

あ行

医師の指示型 …………………… **14, 26**

一包化 …………………………… **20, 48**

医療保険 ……………………… **112, 134**

　── と介護保険の違い ………… **112**

お薬 BOX ………………………… **48**

か行

介護医療院 ……………………… **150**

介護給付 ………………………… **69**

介護保険 ……………………… **34, 134**

　── 証 ………………………… **22, 71**

　── 制度 ……………………… **69**

　── の被保険者 ……………… **70**

　── 被保険者証 ……………… **22, 71**

　── 負担割合証 ……………… **22, 72**

介護老人保健施設（老健）……… **139, 147**

外来服薬支援料 1 ……………… **61**

カレンダータイプ ……………… **20, 48**

看護小規模多機能型居宅介護 ……… **152**

居宅療養管理指導費 …………… **34, 112**

　── の薬剤服用歴 ……………… **124**

区分支給限度基準額 ……………… **70**

　── に含まれないサービス ……… **71**

グループホーム ………… **139, 148, 155**

ケアハウス ……………………… **147**

ケアプラン …………………… **35, 108**

ケアマネジャー ………………… **27**

計画書 …………………………… **79**

　── の記載内容 ……………… **80**

　── を作成するタイミング ……… **81**

軽費老人ホーム ………………… **147**

契約 ……………………………… **34**

　── 書 ……………………… **22, 35**

口頭指示 ………………………… **65**

個人情報使用同意書 ……………… **34**

個人情報保護に関する同意書 ……… **46**

さ行

サービス担当者会議 …………… **90, 108**

　── で薬剤師が伝える内容 ……… **110**

サービス付き高齢者向け住宅 ……… **149**

最大戸数の 10% 以下 …………… **154**

在宅移行初期管理料 ………… **62, 74, 89**

　── 算定のタイミング ………… **77**

　── の薬剤服用歴 ……………… **125**

索　引

在宅医療 ……………………………… 4

　── の対象患者 ………………… 30

在宅介入になる4パターン ………… 15

在宅患者緊急時等共同指導料

　………………………… 94, 111, 118

在宅患者緊急訪問薬剤管理指導料

　………………… 33, 81, 100, 115

　── 算定のポイント …………… 115

　── の薬剤服用歴 ……………… 125

在宅患者重複投薬・相互作用等防止

　管理料 ………………………… 98, 119

　── の薬剤服用歴 ……………… 125

在宅患者の推移 …………………………… 7

在宅患者訪問薬剤管理指導 …………… 4

在宅患者訪問薬剤管理指導料 ……… 112

　── の薬剤服用歴 ……………… 124

在宅協力薬局制度 ………………………… 46

在宅で療養を行っている患者 ……… 30

在宅訪問サービス ……………………… 26

在宅薬学総合体制加算 ………………… 4

残薬調整に係るもの以外 …………… 121

歯科医師 …………………………………… 26

施設の種類 ……………………………… 145

重要事項説明書 …………………… 22, 41

小規模多機能型居宅介護 …………… 151

ショートステイ ………………… 139, 151

処方せんの備考欄 ……………… 59, 67

身体障害者施設等 …………………… 150

た 行

第1号被保険者 ………………… 69, 71

第2号被保険者 ………………… 69, 71

第3の医療 ……………………………… 4

退院カンファレンス型 ………… 14, 27

退院時共同指導料 ……………… 94, 111

多職種提案型 …………………… 14, 27

多職種連携会議 ……………………… 94

単一建物居住者 ……………………… 153

　── の人数 ………………………… 135

短期入所生活介護 …………………… 151

地域支援体制加算 …………………… 95

重複投薬・相互作用等防止加算 ……… 119

通院困難 ………………………… 17, 30

通所介護 ……………………………… 92

月の途中で人数区分が変更 ……… 156

デイサービス …………………… 92, 151

同居する同一世帯 …………………… 153

特定施設 ……………………………… 149

特定疾病 ……………………………… 69

特別養護老人ホーム（特養） ……… 146

な 行

認知症対応型共同生活介護

　………………… 141, 148, 155

は 行

服薬支援ツール ……………………… 51

181

服薬支援ロボット ………………… 24, 50	
服薬情報等提供料 …………………… 77	
服用薬剤調整支援料 ………………… 94	
報告書 ……………………………… 124	
── 作成ソフト ………………… 126	
── の様式 ……………………… 126	
訪問看護師 …………………………… 27	
訪問指示 ………………………… 58, 65	
── 書 …………………………… 67	
── の記載例 …………………… 68	
── の形式と指示期間 ………… 60	
訪問範囲 ………………………… 33, 113	

や行

薬学的管理指導計画 ………………… 79
薬剤師による在宅訪問の対象患者 …… 18
薬剤服用歴（薬歴） ………………… 124
薬局提案型 …………………… 14, 27, 64
有料老人ホーム …………………… 148
要介護 ………………………………… 69
── 認定 …………………… 22, 72
要支援 ………………………………… 69
予防給付 ……………………………… 69

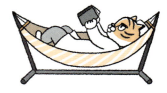

著者略歴

丸一 泰雅（タイガー薬剤師）
タイガープライム株式会社

2008年3月	金沢大学薬学部 卒業
2010年3月	金沢大学大学院自然科学研究科 修了
2010年4月〜 2011年10月	救急薬品工業株式会社
2011年11月〜 2024年12月	株式会社ナチュラルライフ（現 北陸クオール株式会社）
2025年3月〜	タイガー薬局開設

緩和薬物療法認定薬剤師，認定実務実習指導薬剤師，スポーツファーマシスト

 @PharmacistTiger
https://x.com/PharmacistTiger

 ブログ アウトドア薬局
https://pharmacyoutdoor.com/

在宅医療のいろは
ストーリーで学ぶ訪問薬剤師業務

2025年4月20日　1版1刷　　　　　　　　©2025

著　者
　丸一泰雅（タイガー薬剤師）

発行者
　株式会社 南山堂　代表者 鈴木幹太
　〒113-0034　東京都文京区湯島4-1-11
　TEL 代表 03-5689-7850　　www.nanzando.com

ISBN 978-4-525-70841-2

JCOPY ＜出版者著作権管理機構 委託出版物＞
複製を行う場合はそのつど事前に（一社）出版者著作権管理機構（電話03-5244-5088，FAX 03-5244-5089, e-mail: info@jcopy.or.jp）の許諾を得るようお願いいたします。

本書の内容を無断で複製することは，著作権法上での例外を除き禁じられています．また，代行業者等の第三者に依頼してスキャニング，デジタルデータ化を行うことは認められておりません．

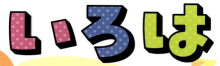
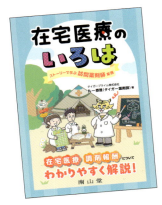
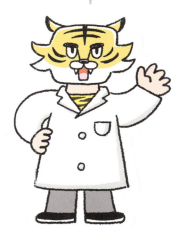
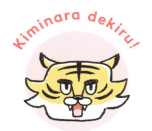
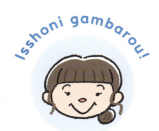

抽選で「在宅医療のいろは」特製タンブラーが当たる
SNSキャンペーンを実施（2025年6月30日まで）！

詳細はこちら